人間アレルギー
なぜ「あの人」を嫌いになるのか

人際過敏症

HUMAN ALLERGIES

WHAT MAKE YOU HATE SOMEONE

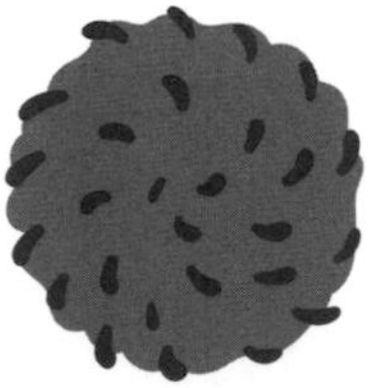

TAKASHI OKADA

岡田尊司

張婷婷——譯

前言

在近代社會中蔓延的「人際過敏症」

人無法獨自生存，但是那只是事實的一部分。

相信你周圍也有一些人讓你無論如何都無法原諒、無法接受、引發你的反感。那個人過去還曾經是你非常信賴、非常重視的人，這種情況也不在少數；就算彼此把對方當作最佳拍檔，但一時的熱情冷卻後，卻變成只會讓你厭惡與反感的關係，這樣的案例不知道有多少。

一旦心裡開始抗拒，這個過程就很難再反轉過來。厭惡或憎恨的感覺，只要滲入了內心的纖維，要徹底清除就是無比困難的工作。而抗拒的感覺一旦超過極限，那無論再怎麼努力也都無法接受了。只要接近對方，就只會增加痛苦。心理上的抗拒會到達生理上的層級。光是看到他的樣子、聽見他的聲音，身體就會僵硬、起雞皮疙瘩、覺得不舒服，就連腸胃的狀況都會惡化。

這種狀態，就跟我們稱為過敏的身體抗拒反應非常相似。引起過敏的物質我們稱為過敏原，一旦產生過敏，只要過敏原不消除，不舒服的症狀就會一直持續下去。以為忍耐就會比較好，但一直忍耐下去的結果，不但不會比較好，還會越來越嚴重。最後連日常生活都沒辦法正常過。

同樣的情形，也會發生在應該是彼此依賴、互相支持的人身上。人都必須在人群中生活，但是卻又對人產生拒絕反應時，將會帶來各種麻煩的狀況。

例如，大家都知道所謂「刺蝟的兩難」的內心糾葛。人不可能不依賴他人生存，但是與對方的距離越近，就越容易產生各種程度的抗拒反應。從焦慮與不滿開始，然後是責難或攻擊、說壞話、作弄、欺凌、吵架、暴力。各種摩擦與衝突的結果，傷害了對方也傷害了自己。

請別誤解，應該說刺蝟豎起身上的刺只是為了對抗外敵。而人類拒絕人類的狀況，在某種意義上就像是豎起刺的刺蝟一樣，所以就連同伴也刺傷，被刺傷的同伴則感到憤怒，為了保護自己也豎起刺來。之所以把它理解為攻擊，是因為並沒有自覺到自己在不知不覺間已經「先發制人」。

你是否曾有過這樣的經驗？在不久前還很親暱甚至感覺有愛的人，因為一點點小事造成不快，變成你無法原諒的人。這種抗拒反應的開關一旦打開，每當接近這個人就感到厭惡或憤怒，好像被觸到痛處一樣。剩下的選擇就只有忍耐著生活下去，或者是遠離對方。

剛開始相處得不錯的上司或同事，逐漸開始有了摩擦，最後反目成仇。戀人或夫妻關係變差，最後終於變成無法忍耐的關係。相較於跟他人在一起，還不如一個人輕鬆愉快。無法打從心底相信別人，特別是很難與人交往，在社會生存有諸多困難，起因都是如此。

這種對其他人過度的「異物」認知與心理上的抗拒反應，我想稱之為「人際過敏症」。

無論是想在社會中有良好的適應也好，或是想與伴侶之間獲得穩定的關係、想步上安心幸福的美滿人生也好，人際過敏症都會成為一個重大的阻礙因素。然而意外的是，很少人有系統的研究人際過敏症，也很少有人提及。

關於身體上的過敏反應研究與日俱進，已經詳細的解開這方面的疑問，但相較於此，心理上的研究無論質與量都很匱乏。這也是因為大家經常把討厭對方的原因歸罪於對方，受到這種想法束縛的緣故。然而，當我們以人際過敏症的觀點來看時，一下子就變成了截然不同的樣貌。

如果對照我二十七年來的臨床經驗，容易產生人際過敏症狀的人，對任何人都同樣容易過敏。**也就是說，無論換了多少對象、換了多少間公司，還是會一再發生同樣的事情。**

就算你想改變周圍的人也徒勞無功。真正應該改善的，是當事人自己的人際過敏症。

若能有這樣的觀點，應該就會發現，人類的苦惱很多都是來自於人際過敏症，並且很多人的人生都耗費在對抗人際過敏症上。生存的痛苦、孤獨、造成心靈混濁的負面情感，追本溯源都是來自人際過敏症。因此，只要與人接觸就感覺不舒服或痛苦、對生存感到辛苦的人，若企望有良好的社會適應、想幸福的生活下去，那就一定要對人際過敏症有所理解。

本書是第一本正式針對人際過敏症所寫的書。參考過去所累積的研究成果，同時加入新的觀點與發現，希望能更貼近不只是現代的日本，而是在近代社會中蔓延開來的人際過敏症的病理本質。並且，本書舉出十分充分豐富的案例故事，有一些名人，也有一般人的案例，幫助讀者理解。本書所提出的看法或策略，若能為想克服此症的人指引道路，那真是無上的欣喜。

目錄

第二章 人為什麼會討厭人？

第三章 人際過敏症怎麼發生的？

第四章 進入核心——依附障礙

第一章 1

人際過敏症的基本症狀

突然無法接受本來關係很好的人，一旦發現對方有你無法接受的部分，就全部無法接受了。

在團體中就感到非常疲累——人會感覺到很難生存的原因大部分來自人際關係。

而「人際關係過敏」正在現代社會中快速擴散開來，我們一項一項來檢視這些症狀吧。

對異物的抗拒反應

所謂過敏，一般定義為免疫反應過度。也就是說，不需要排除的東西也被認知為異物，進而排除或攻擊的狀態。如果援用此定義，**人際過敏可以說就是把不需要排除的他人當成難以接受的異物，藉由心理與行動上的拒絕或攻擊，企圖排除的狀態。**

人際過敏症並不是指身體對物質的免疫反應，而是心理上對一個人產生的心理免疫反應，這些行為跟身體的過敏反應非常相似。

免疫反應一般認為具有兩大要素。首先是認知（或記憶）異物，再者以拒絕與攻擊來排除。過敏之所以叫做過敏，在於引發過敏原因的過度異物認知。將那些其實沒必要排除的無害花粉或食品誤認為應予排除的危險異物，所有的痛苦就從此開始了。

人際過敏也一樣，其根本的問題在於，把能夠和平共處的人，很快的就當作是無法忍受應該排除的異物。如此一來，拒絕反應的開關便自動打開，展開抗拒或攻擊的排除步驟。

某個物質被認為是異物，變成過敏原，我們稱之為「致敏化」，但是一旦產生致敏作用，只要持續暴露在過敏原下，症狀就會越來越嚴重。因為過敏反應產生的抗體或免疫物質，會更進一步引起過敏反應，然後又再產生抗體或免疫物質，這樣的連鎖反應就像滾雪球似的越來越大。

人際過敏也會發生同樣的事情。一旦對某個人物產生致敏化，過敏開始發生之後，抗拒反應會進一步讓關係更彆扭，使過敏越來越增強。從一點點的不協調感，終於演變成激烈的厭惡感，或擴大成懷有憎恨的攻擊，要反轉這個過程，就算並非不可能也絕非易事。

人際過敏症變嚴重之後，會被那種不愉快的痛苦與負面情感的漩渦吞噬，就連自己身上發生什麼事也都看不出來了。對他人，有時候是對自己本身，會不斷重複幾乎是下意識的攻擊或排除反應。

為什麼自己會每天持續攻擊曾經愛過的人，原本是良好關係的同伴或同事變得冷漠難以親近，一直有不舒服的感覺呢？一點也沒發現真正的原因，只是不斷重複毫無益處的摩擦與爭執。

這一切，都是從「認知那些沒有必要排除的對象為必須排除的異物」而開始的。只要不去修正這個認知，痛苦就會持續，只會被眼前的痛苦與不快占據心靈，很少有人會想到根源在於錯誤的認定。

為了脫離這個不幸輪迴的第一步，就先來看看人際過敏症而引發的基本症狀吧。

引發症狀的原因

在思考因人際過敏症引發的一連串症候時，必須先區分兩者：一是「對異物產生拒絕反應的過敏症狀」（結果），二是「不需要拒絕的東西都認知為異物」（原因）。

前者是因人際過敏症產生的情感或行為問題。後者是感情或行為的問題根源，對他人的理解，也就是認知的問題。

人際過敏症一旦形成，不愉快的情感或厭惡感與日俱增，爭執與衝突頻繁發生，企圖粉飾不快感的飲酒或耽溺的行為也增加，屢屢導致上癮症狀。上癮症狀不僅激烈，也造成很大傷害，最後終於變得只重視上癮行為。然而就如先前所述，操縱著當事人的根源是在於認知（理解方式）的問題。正因為把一些不必要的人當成應該要排除的異物，才是一切不幸的開始。

首先我們從展露在表面的感情、行為著手，追溯還原，找出最根本的認知問題吧。

症狀1・人際關係因為過敏而容易受傷

有人際過敏症的人，在人際關係上因為過敏，**一點小事也容易受傷，或是往往會過度小心翼翼**。在心裡某處對人總有格格不入的感覺，就算是平常接觸的人，也都不能打從心底信賴或親近。

人際過敏症很強的時候，容易有避免接觸、把自己關在自己的世界裡的反應。但即使是這樣的人，在真的需要支持跟依賴的時候，也會想要接近他人。然而一旦距離縮短，信賴非但不會增加，有時候反而會使情緒或關係變得不安定。

即使是一點點的言詞或舉止，都會解讀成否定的反應而感到很受傷。對父母或是戀人、配偶、子女等，本來可以不需要警戒的人，也很敏感的想去刺探一下自己是否受到冷落或是有沒有被討厭。只要認定有一點點徵兆，不只感覺受傷，還容易對對方抱持不信任或否定的感情，並且表現在態度或行動上。

人際關係是互相的。如果自己撇過頭去，對方總有一天也會撇過頭去。原本對你有好感或興趣的人，如果只得到警戒心很強的臭臉，也會放棄接近而離開吧。

人際過敏的人，用讓人難以接近的態度，把自己變得很孤獨。為了避免受到傷害所以過度警戒緊閉心門，結果自己製造出被排擠的狀況。

症狀2・被負面情緒困住

另一個特徵就是，**安心感或開朗穩定的情感受損、容易增強負面情感**。開始是感覺到不開心或焦慮、不安的心情增強，接著被憤怒、怨恨激烈的負面情感困住，有時候還會爆發出來。負面情感有時候是朝向自己。失去自信，後悔自己猶豫不決，過度責怪自己。或是覺得無論做什麼事都很麻煩、有氣無力，然後自暴自棄。

像這樣的狀態，過去大多都被理解為「憂鬱」，但是其實只有一部分人是真正的憂鬱，大部分是連結了適應障礙或負面認知的慢性情緒失調（心境惡劣障礙）。施以憂鬱症的治療也無法解決根本問題，而且沒有效果，但是以「人際過敏」的觀點來看，將它理解為人際關係問題，因此獲得改善的案例很多。

負面情感的表現方式大致分為兩種。一種是將自己的不愉快氣氛丟到周圍人身上，另一種則是企圖把自己關在殼裡。

前者就算是一點點的壓力也會產生過度反應，企圖把責任轉嫁給周圍的人。這類型的人不會自己忍耐，而是把別人牽扯進去，因此他們會找人商量或是要求幫助等，比較容易接受援助。

而後者，即使有不愉快的事，也會封閉在自己心裡，讓周圍的人很難發現。這樣的類型多會切斷感情來保護自己，不知不覺間被壓力侵蝕，從身體裡發出悲鳴。當忍耐到達極限，才會突然以心理挫敗的形式第一次出現症狀。

對未來的想法過度悲觀，認定反正不會有好事。一味認定他人只是想貶低自己。不滿或牢騷、惡言的增加，很少提及希望與夢想。負面的情感產生負面的言行舉止，結果是限縮了自己的可能性，使不幸向自己靠近。

症狀3・難以處理憤怒、具有攻擊性

根據美國的心理學家羅伯特・普契克（Robert Plutchik），人類有八種基本的情緒。正面的情緒是喜悅、信任、期待，但負面的情緒包含了悲傷、憤怒、厭惡、恐懼、驚訝等五種。負面情緒分得較細，也比較發達，是因為這些情緒都負責為了要迴避危險而存活下去的任務。

如果對他人難以產生安心感，負面的情緒就容易增強。無法用健全的形式消除憤怒與攻擊性，那麼與周圍人的關係便容易惡化，使問題更加複雜難以處理。

憤怒或攻擊性若能適度使用，對於人際關係的發展是有幫助的。但是由於人際過敏的人往往會過度且不適當使用，使它發揮破壞力而不是加深彼此的理解。明明平常相當溫和穩重，但是一喝了酒或是累積疲勞時就會爆炸抓狂，對家人言語暴力或做出暴力行為，完全就是這類的典型。他們在平日就無法適當的發洩情緒。

人際過敏的人，由於自尊心太強，或是警戒心太強，不願讓人看見自己的弱點。所以會把煩惱堆在心裡，才容易爆發。

況且，大部分人際過敏的人心底都存著強烈的憤怒。大多是對於自己不被愛、一直被虐待的憤怒感，當自己被否定、或是受到反抗時，這些傷痕就會一一甦醒，憤怒的開關就打開了。

任何人都有可能被負面情緒困住。然而，那只是各種情緒的其中之一，給人生增添一點高低起伏。可是有人際過敏症的人，情緒變化很貧乏。即使表面上表現得很討人喜歡，但是內心卻棲息著無色彩的憤怒或憎恨。只要有一點點小小的契機，馬上就會表現在臉上。憤怒以憎恨為燃料在薄冰之下等待著爆發的時刻。

症狀4・寬容度或接受性低落

過度潔癖、失去溫柔體貼也是人際過敏的特徵之一。

可能有人認為溫柔體貼並不是那麼重要。就連在醫學上，也有一段時期相當輕視溫柔體貼的意義。然而近年來我們發現，溫柔體貼對於孩子的健全成長發展也好、對成人或老年人維持健康的生活也好，都是不可欠缺的營養素。

當你受到溫柔體貼的照顧時，就會分泌催產素。被稱為幸福荷爾蒙也是愛情荷爾蒙的催產素，在緩和壓力與不安的同時，也可以增加對人的體貼與友善的接觸。催產素充分分泌的時候，人不只會感覺到幸福，也會變得溫柔。甚至可以接受對方的不好，也能原諒。

催產素分泌得最多的，就是在得到溫柔擁抱的時候，或身體被撫摸的時候。小的時候經常被擁抱，被溫柔照顧撫育的人，便擁有豐富的催產素受體。

人際過敏的人正好相反。對他人不寬容、很嚴格、過度潔癖。即使有許多優點，眼睛也會看著缺點，非責難這個缺點不可。攻擊性與偏激的言語過多，缺乏平衡。往往把自己的焦慮與不滿丟到立場弱勢的人身上。堅持自己的主張，不能接受對方的想法。這也產生了一些不必要的摩擦。

會對人過度嚴格，很多時候是因為他自己本身也是在這樣的待遇下成長的。即使本來是很溫柔體貼的人，被迫在嚴酷的遭遇下生活，有時候也會變得習慣去責備他人的過錯而不是讚美他人的優點，不承認自己的錯而是頑固的企圖正當化自己的錯。

症狀5．身心不適與依附行為

像這樣的特性，不只容易感覺到壓力與不安，也會容易產生一些狀況成為壓力與不安的原因，因而主動招來摩擦、對立、孤立。有時會將頑固誤認為強悍，但由於內心缺乏彈性，反而對壓力很脆弱。過度壓抑本意的行為，就像披著盔甲生活一樣，比能放輕鬆的人加倍疲勞。不信任他人，容易感覺不安，因此經常要注意對方的臉色而不敢稍有鬆懈。

由於對壓力與不安的忍耐性很弱，更容易侵蝕身心。永遠都感覺不適，大多時候無法有神清氣爽的感覺。慢性的壓力使自律神經失去平衡，對腸胃與循環系統產生影響，患上身心症的風險也升高。

並且，為了粉飾這樣的不愉快感，很容易對那些能帶來快樂與興奮的神經傳導物質多巴胺分泌的行為上癮。最具代表性的就是喝酒與賭博。女性來說就是過食或購物，對性上癮的也很多。最近，沈迷於網路遊戲或刺激的影片，或是陷入與多數不特定對象發生性行為的案例也增加了。比起與特定的人談固定的戀愛或夫婦關係，那些露水姻緣的肉體關係有更輕鬆，更容易駕馭的一面，於是更加沈迷。

症狀6・比起「大同」更在意「小異」

此種症狀的根源是什麼樣的認識偏差呢？

人際過敏症，就是把一些並不需要排除的東西都當成有害的異物，並且企圖拒絕或排除的狀態。所謂異物本來就是與自己無法相容的東西。**有人際過敏症的人，比起共同點，對於不同點有更敏感的感受，把小小的不同過度放大成決定性的不同。**於是走到哪裡都只能接受跟自己一模一樣的東西，會用「除了一百分之外通通都是零分」的嚴格基準來看待所有事情。

這樣的心，我們稱為二分法的認知或是兩極思考。有時候還會被理解成完美主義。保持完美是很困難的事。因為做不好的事情遠比做得順利的事情多得多。如此一來，就很容易跟「反正都會失敗」這樣的悲觀論調連結在一起。

當非黑即白的二分法認知跟悲觀的思考連結在一起時，人就容易陷入被稱為毀滅性思考的陷阱之中。若是無法達成完美且理想的自我，就急著下結論認為一切都沒有意義，連存在的價值都沒有。如果只在意小異而非大同時，就連身處於得天獨厚的境遇中都會覺得是難以忍受的痛苦。有時候還會導致自暴自棄的行為或自殺。

有人際過敏症的人，就算只是一點小小不同，也很容易在感情的天平上失去平衡，心情無法穩定。偏差也會變大。由於都不是對整體而是對很小的部分產生反應，因此有時候過度理想化，有時候過度失望而貶抑，兩者之間的落差太大。結果使人生的起伏也更激烈。

症狀7・被自己的觀點困住

在此處浮現的，植根於人際過敏症本質中的特性，**就是不認可與自己不相容的東西，是一種對自我的強烈執著。**

為什麼會變成這樣？

當一個人懷抱傷痕、痛楚時，他就只會想到這些。如果從小就被傷害一直忍耐著痛苦，他一定會拼命保護自己。比起站在對方立場思考或是反省自己的過錯，會優先採取自我防禦，很容易學會連自己的過錯也可以正當化的道理與信念。把他人看作是敵人或是對手，把發生在自己身上的壞事想成是他人惡意的結果。想要控制那些自己絕對不認可、優於自己的他人。

所謂敵人或對手，畢竟是註定無法同時並存的。因此只要自己想生存下去，就只能排除對方。

症狀8 • 就連最值得信任的人都要對抗

人際過敏症的人，就連支持自己的人都會產生不信任感或攻擊。也很容易把應該最能信賴的配偶或孩子都當成敵人或對手來看待。那是因為他有著一股信念認為他人是不可輕忽的存在，是應該打倒的敵人或對手。若遵守這個信念，幸福與成功都能由勝者一人獨得，因此若是有人得到，就等於自己應得的部分被奪走了。他人的幸福或成功，都是應該嫉妒與痛恨的事情。就連夫妻或親子關係也是如此。

為什麼會這麼想，要說到原因，也是因為在成長過程中只能獲得有限的愛。愛就像是一塊有限的派，只要有人吃了多少，自己可以分到的部分就會減少多少，因此永遠都在擔心。父母之愛的有限性，除了有兄弟姊妹的存在之外，也會因為父母親本身的內心不夠充裕，或是無法愛孩子之類的狀況而加強。有時候是父母親本身就有人際過敏症，只汲汲營營於如何滿足自我愛。

被有同理心的父母養育長大的孩子，就算父母親能給予的照顧有限，也能在感受著父母無限的愛中成長茁壯。不論有幾個兄弟姊妹，也不會想去爭奪分配的那一份。因為他相信，這世上有人比任何人都了解自己，有什麼萬一的時候，他們就會來幫助你。心情有人理解、父母以同理心撫育成長的孩子，也可以對他人有同理心。會想分享喜悅、有困難時也能互相支持。

然而，就算是本來有同理心的人，每天都在敵人或是對手的生存競爭中生活，就會慢慢失去溫柔體貼。即使在生存競爭中存活下來，心裡也會開始出現人際過敏。因為就算獲得勝利或成功，它的代價是對人類失去信賴與愛。

症狀9・連自己都無法確實感受自己

有人際過敏的人，不只對自己親近的人有不信任感與異樣感，就連對應該是最確定的自己，都覺得有不確定感和異樣感，無法肯定自己最真實的存在。往往覺得自己全都是缺陷、既無能，也沒有被愛的價值。

因此過度卑微，無法與人維持對等關係。無論做什麼都無法安心，就連自己身處於成功或幸運之中，也覺得反正都會失敗。這樣一味的否定和負面的態度，使得好不容易到來的幸運與機會遠走，使惡運與失敗往自己靠近。

容易倚賴飲酒等上癮行為，除了因為過敏想逃避壓力以外，也是為了分散一直纏繞著自己的不確定感與空虛感。

外界看到的只不過是偽裝的自己，感覺行為和真實的想法並沒有連結在一起，也是一種重要的徵兆，也有些案例只發生這個徵兆。有時候表面上的行為舉止雖然好像是打從心底愛著人，但是一切都是假象，其根本還是充滿了對人類的恐懼與不信任。

多種病名的來源

容易受傷、低同理心、對自我的執著、極端形成了負面螺旋，引發過度異物反應，也就是人際過敏症。**人際過敏症的背後有著各種生存的痛苦，也會成為社會不適應或是人際關係問題、家庭失和、子女教養問題等的原因。**症狀強的話也會為此取上病名，但也有不少雖然不需要治療，卻經常覺得活得很痛苦的案例。此外，只有在特定狀況下對特定人物才會產生強烈拒絕反應的案例相當多。

遺憾的是，現今的精神醫學採取的是依據顯現於表面的症狀來分類疾病的方法（症狀診斷）。因此，把每個症狀都個別給予了診斷名稱，很難理解真正的病因為何。

這樣的狀況若依下面的例子來思考的話，應該就很容易理解了。

假設你出現流鼻水、噴嚏打不停、眼睛癢且紅、晚上睡不著、全身無力、容易疲勞、提不起勁來等的狀態。如果將每個症狀都取一個病名，那就是鼻炎、結膜炎、失眠，甚至還有全身倦怠、疲勞症、慾望低落等，從全身症狀看來，有可能取名為病毒感染的感冒或是憂鬱症等。

對於過敏有少許知識的現代人，應該想得到吧。

因為知道花粉過敏這種原因，才可能做出可以解釋所有症狀的診斷。

因人際過敏所產生的狀態也是一樣：若不安感增強就是焦慮症，若是意願低落或容易疲勞、心情低落就是憂鬱狀態，失眠的話就是睡眠障礙等諸如此類的病名會被合併紀錄，於是就針對各種狀態開處方。結果什麼才是原因，究竟發生什麼事，就一直處於曖昧不明的狀態。

然而，若這一連串的症狀是因人際過敏症所引起，經由人際過敏這個病因診斷，就有可能說明一切。

那麼，跟人際過敏相關的症狀，在今日的精神醫學中，會被用什麼樣的病名來診斷呢？我們把主要的病名列舉出來吧。

❶社交恐懼症

一般人所稱的人際恐懼或是人際緊張症，對於人多的場合，或是對在人前說話這件事有強烈的不安感。很在意他人的視線、害怕看別人的眼睛，無法與他人四目相對的情況很多。根本就是在於對人的過度恐懼，其中許多是潛藏著人際過敏症。

❷適應障礙症

指無法良好適應學校或是公司這類的環境，因精神壓力強化了憂鬱或焦慮的狀態。這個診斷，包含了來自環境造成的壓力或環境與本人錯誤配置的意義。若有人際過敏症，會產生超乎必要的人際關係摩擦與精神壓力，容易引起適應障礙。

❸人格障礙

由於行為或感情、認知的偏頗會使生活發生顯著的困難，因此在人際關係面也容易有困難。誠如我們方才所見，人際過敏症也在行為、感情、認知上表現出特有的偏頗，因此可以推測出許多人格障礙者的內在存有人際過敏症。例如對於與他人的交流缺乏歡喜及關心，愛好孤獨的精神分裂型人格違常；為了不被人討厭而造成傷害，盡量迴避親密關係的迴避性人格障礙；連身邊的人都不信任、猜疑心強的妄想性人格障礙；強烈否定自我，認定自己反正一定會被拋棄，想抓緊對方或攻擊對方的邊緣性人格障礙。相反的是自信過度，被誇張的自我表現慾望控制，瞧不起他人的自戀人格障礙。這些應該都是特別以人際過敏為中心的病理。

❹心境惡劣障礙

永遠被困在否定的情緒或思考模式之中，一直控訴不滿或不順利。輕度憂鬱症占了一半以上的類型。我們之後會說到，這類型很容易被看成全面化的人際過敏症。

❺強迫性障礙

特別伴隨著恐懼骯髒，很抗拒觸碰他人可能接觸過的門把或是扶手、坐在椅子或是馬桶座墊上就感覺不乾淨，或者是從外面回來時，不把衣服全部換掉就不敢進房間。覺得他人就是不乾淨，被過度的抗拒感控制，企圖排除，這在病理上很多時候是與人際過敏有關。實際上這樣的案例，一般來說除了有潔癖，同時還伴隨著人際恐懼強烈等無法輕鬆與人親近的問題。

❻身體畸形恐懼症

一味認定自己的臉或身體很醜，否定扭曲心目中的自我形象。很多時候同時並存著視線恐懼症或人際恐懼症，會盡量避免與人交往。其中心病理，大多是人際過敏症。

不論病名為何，可以說處理心理問題的專家們每天都在努力的，就是減輕、克服現代人擁有的人際過敏症吧。

第二章 2

人為什麼會討厭人？

荀子、馬基維利、霍布斯、盧梭、尼采——自古以來表達出「他人是不可信任的」這種悲觀的人際觀。

人為什麼會討厭人？這個簡單又深奧的問題，我們將嘗試解答。

如同前一章所見，人類對人類的過度異物認知與拒絕反應的人際過敏症，不知不覺間在我們心中擴大，產生各種各樣的障礙或問題。過去不曾以人際過敏的觀點來理解，但是這樣的現象在過去就存在，只是一直被以其他的形式理解。在這章當中，我們看看過去是如何處理與理解「拒絕他人、排除他人」的心理。

人性本惡

「人之性惡，其善者偽也」，以這段話聞名的中國思想家荀子，認為人類的本性為惡。他在這句話之後說：「生而有疾惡焉」，意思是人類生來就有憎惡人的性質。站在對人性悲觀的「性惡說」看法上，荀子說明了法、禮與義等秩序的重要性。因此只能用矯正的方式，否則便無法避免爭奪，免於社會混亂。

雖然荀子繼承重視禮義的孔子教誨，但卻強烈批判建立性善說的孟子。如果人性本善，那還需要什麼禮義？他主張善的性質是透過堅強的意志與努力累積才會學到的。

義大利的政治思想家馬基維利也認為要直視人性中潛藏的惡，主張完全基於現實主義的政治。馬基維利的人性觀點根本在於，人心容易改變，容易輸給慾望，是不可靠的——徹底懷疑人性的眼光。馬基維利斷言「因為人類是邪惡的存在，因此你不應該守信義，也不需要守信義」。因此，為了不受脆弱又不可靠的人心欺騙，就必須以力量造成恐懼，並且展現自己重視信義卻又不信任任何人的聰明狡詐。

在自然狀態下是「所有人對所有人的戰爭」，很必然的他人就會成為敵人，為了維持和平，所以才會有法律或契約、國家的誕生，這是英國思想家霍布斯（Thomas Hobbes）的思想，其根本也是採信將人類當作邪惡存在的悲觀看法。

他人是懷有惡意無法輕忽的敵人，這樣的認識，也是後來得到強大支持的現實主義人性觀點的基本信念。

產生嫉妒與不公平感的惡意

雖然出發點與霍布斯的自然觀相反，但結果更接近人類邪惡起源的，是瑞士思想家盧梭。在〈論人類不平等的起源和基礎〉中，盧梭的論點是，處於自然狀態下的人類，會因彼此惺惺相惜的心情而聯合起來，是平等的存在。但會因為所擁有的東西或是競爭而產生優劣，因此產生嫉妒心與不得志之感，引起彼此的鬥爭與搶奪，而變成邪惡的存在。

人類邪惡的起源，是從自覺的優劣而產生的嫉妒心，察覺這一點，可以說他的眼光極其銳利吧。聖經中最初說到的殺人犯，是哥哥該隱殺害了弟弟亞伯。因為哥哥嫉妒受到神喜愛的弟弟。「不被愛」的這種失意不得志的感覺，會使人失去對他人的憐憫，帶來憎恨與排除，那可以說是顯現出企圖排除他者的心理最古老的案例之一。

這樣的悲劇，也可以說是由於人類追求公平與平等而引起的。因為自己也希望同樣被愛，同樣被認可，但卻只有自己不受眷顧，嚐到不得志的滋味，便對得到眷顧的人產生敵意。

德國學者尼采關注人們心中潛藏的嫉妒心與失意的感覺，並稱之為「無名怨憤」。尼采倡導，基督教的道德本身就是因為嫉妒他人的幸福而來，因此站在善惡彼岸的超人才會受到期盼。這樣的思想後來被納粹所利用。

尼采的主張本身可以說是被「愛的喜悅」拒於門外、只能靠著笨拙生存下去的孤獨者的無名怨憤。

投射與被害妄想

基於無名怨憤而來的異物排斥現象，第一個找出在心理學中以「投射」架構來理解的，就是樹立精神分析的奧地利精神科醫師佛洛伊德。

佛洛伊德發現這點，是他在為妄想症患者診察時的事。即使患者們不愉快的起因就是自己，他們仍對外界有渴求。由這裡得到線索，佛洛伊德發現，把自己內心很難接受的慾望或惡意轉嫁給他人的防禦機制，並不僅限於有妄想症的人。

也就是說，帶有邪惡的慾望或惡意的其實是自己。然而由於我們不想承認這件事，便將它投射到他人身上，看成是他人心懷邪惡的慾望。有投射自己好的部分、也有壞的部分，但是壞的投射是針對違反自己意思的人。自己對那人存有惡意，或是自己內心有慾求不滿，那個人實際上如何並不重要，而是一味認定那人對自己有惡意，認為對方因為過於貪圖邪惡的慾望，才使自己的幸福破滅。

現在經常使用的「被害妄想」概念，也是把自己的不安或恐懼、不得志的感覺投射到周圍人身上的產物。在身邊的人際關係中不只是敵意或對立，也會去尋求代罪羔羊。

陰性轉移與逆轉移

有一個現象很類似「投射」，但卻有一點不同，就是佛洛伊德發現的「轉移」。轉移是把對過去曾經存在的人物所抱持的情感，轉到其他人身上的現象。

佛洛伊德發現，患者對治療者所表現出的感情，就像重現患者對自己的父母所懷抱的感情一樣。尊敬父親、愛父親的患者，很容易對佛洛伊德抱持尊敬的想法與親愛之情的正面情感。

伴隨著正面情感轉移稱為「陽性轉移」，接受轉移的那一方不會覺得不舒服。呼應他的心情，接受轉移的人也會對那個人容易抱持良好的情感，這稱為「逆轉移」。

然而，有時對父母抱持著反彈或敵意的患者，會將治療者與父母重疊，將敵對的情感朝向治療者，這稱為「陰性轉移」。本人雖然沒有自覺，但卻會出現刻意打擊治療者的反應，非常難辨。明明是想幫助他，卻有時反而會被他謾罵或是指責為無能，刺傷治療者的自尊。治療者會覺得「為什麼我非得忍受」，感覺很沒有道理。

一旦發生陰性轉移，一般都會被這樣的情感牽扯進去，產生憤怒或責難的反應。於是，開始對患者懷有棘手的意識或不愉快的感情，這是因為發生了陰性轉移的逆轉移。

要說明心理上的拒絕反應機制，陰性轉移跟逆轉移應該可以說是一種有用的概念。

父親這個「最初的異物」

我也想稍微提一下佛洛伊德發現的「伊底帕斯情結」。伊底帕斯情結，是孩子和父親圍繞著母親為中心的三角關係，也是想排除父親獨占母親的願望，以及對自己懷抱著想殺死父親的罪惡感，和違抗父親可能會遭到去勢的恐懼混合交織而成的感情。佛洛伊德認為，壓抑那樣的願望或恐懼，是恐懼症與強迫症、神經焦慮症的原因。

的確，無法跟嚴格的父親推心置腹，或者是受到父親虐待的情況，都有著強烈的人際緊張或焦慮，性格多傾向於壓抑。對父親抱持緊張感，也很容易對第三者同樣抱持著緊張感。也有很多人對倔強的男性或威權且蠻橫的人感到棘手，也有人不知不覺間將父親投射在地位輩份比自己高的人身上，並與之對抗的。

父親，這個使人對他人產生恐懼與敵意的泉源，也可以說是「最初的異物」，我們無法忽視這個角色。

「死的本能」與攻擊的衝動

佛洛伊德晚年所提倡的「死的本能」概念異論之多，與他的泛性慾理論不分軒輊，雖然現在不太有人回顧了，但是想到現世中是這麼樣的一再重複攻擊與殺戮，被想死的衝動附身的人也不少，或許那也不見得是荒唐無稽的想法。

在分子生物學領域中，存在一種自殺遺傳因子，它引發的細胞死亡機制被廣為人知後，世人開始認識到不只是生，死亡也已經被生命本身規劃進去。我們在生存的同時，也朝著死亡邁進，生命中經常存在著死亡，生命不斷與死亡更迭。生命的結束不是死亡，生命的開始也是死亡的開始，生命的完成就是死亡的完成。

我們是掠食性動物，具備有攻擊的本能。死亡的本能原是為了生存而有的本能，那是產生整體攻擊原動力的一種衝動，有時也稱為攻擊的本能衝動。雖然往往與「愛的本能」做對比概念，但愛的本能與死亡本能即使原本是對立的，卻也並不是彼此鬩牆。可以說

「愛的本能是好的，死的本能是壞的」這種二分法的理解，或是「愛的本能可以抑制、控制死的本能」這種想法都是很容易招來誤解的錯覺。心在未成熟的狀態下，愛的本能跟死的本能同樣是令人頭疼的東西。因為愛的本能而毀滅自身的事情實是多不勝數。

愛慾的本能衝動，與攻擊的本能衝動，會隨著成長被統合，渾然一體，但如果平衡的不好，一直維持著分離的狀態，就會單方面暴走，增加導致自殺或破壞行為的危險。

若從臨床經驗來看，當追求愛的本能沒有充分得到滿足，大多時候將無法培養對人體貼珍惜的同理能力和反省自己、抑制衝動的能力，或者是因功能無法發揮，而導致破壞的行動。

受到挫折的愛

就如同死的本能是天生具備、也會表現在思考方式上一樣，佛洛伊德認為在愛與憎恨的性向上，先天的要素是很強的。而且，就如同他認為伊底帕斯情結是人類最重要的心理糾葛一樣，他十分注重父子關係。

而當中也出現了對此表達異議的人。其中一人就是英國的精神科醫師艾恩・沙地（Ian D. Suttie）。沙地在主要著述《愛恨的起源》（*The Origins of Love and Hate*）中提出後天的要因，特別重視與母親的關係，認為在幼兒期承受的體驗會產生憎恨。

沙地從「幼兒的心是順應養育他的人而創造出來的，而非本能的衝動」這一點開始討論。幼兒會在依附他人的情況下逐漸朝向自立成長，但是當被保護的狀態受到急劇的威脅時，情緒壓力將油然而生。使幼兒慢慢放棄依附願望、在心理上完成離乳狀態的決定性角色，只有母親這個「愛的對象」。外在的因素若干擾了母親本來的角色，幼兒的情緒壓力會增強，也會成為將來精神疾病的原因。

也就是說，憎恨並不是與生俱來的破壞本能，它只是「受到挫折的愛」。

這樣的想法，對於接下來要提到的梅蘭尼・克萊因（Melanie Klein）或是師從於克萊因的惠尼科特（Donald Woods Winnicott）以及提出依附理論的鮑比（John Bowlby）等人都產生了影響。

不如所願的東西就是「惡」

梅蘭尼・克萊因是一位女性精神分析家，因罹患憂鬱症而接受佛洛伊德派的精神分析，在痊癒之後開始著手研究兒童精神分析。後來與佛洛伊德的女兒安娜有爭執而離開佛洛伊德派，創造了獨自的學派。

克萊因從佛洛伊德「死的本能」的概念得到靈感，關注嬰兒擁有的破壞攻擊性。嬰兒雖然會對一直有奶水出來的「好奶」產生滿足反應，但是對奶水出不來的「壞奶」不只會用哭泣來激烈抗議，甚至還會因為憤怒的情緒而採取攻擊的態度。

這時候，嬰兒的眼裡只看得到母親的一部分，也就是乳房是否能滿足自己的慾望，他們完全不關心母親一直都是帶給自己安穩與營養的人。這樣階段中的嬰兒與他人的關係，克萊因稱之為「部分客體關係」。

相對於此，對母親的認識是好的一面與壞的一面兩方並存於一體，稱為「完整客體關係」。為了培育完整客體關係，透過充分的照顧與愛，克萊因描述，重要的是比起「壞母親」，「好母親」的部分更需要充分給予。只是，「壞母親」的部分也有少許必要，讓嬰兒透過少許「壞母親」來體驗不如所願的事情，有時候被母親斥責，才能逐漸學習反省自己的過錯。

完整客體關係與部分客體關係在發展上的差異，大約可以歸納出三點。

第一，從把對方看成是自己的一部分、界線曖昧的關係，變為可以區別出自己與他人的獨立存在。

第二，對於無法如願的事情，不是用憤怒或攻擊這種怪罪他人的反應，而是反省自己或許也有錯的地方，自責與內省力較強。

第三，可以站在對方的心情去思考，這就是同理心的萌芽。

以上三者是並行變化的。反省自我的內省力提高的話，也較能控制攻擊性。更進一步，同理心發達到可以體貼對方的心情時，攻擊性就可以進一步的煞車，產生內省力與同理心這兩層的煞車機制。

反言之，停在部分客體關係的人，對自己與他人的界線很曖昧，會期待對方的行動如自己所願，當事與願違便會感覺到強烈的憤怒。把一切的不順遂都怪罪到對方身上，因為很難自我反省，也很難站在對方的心情去思考，因此對攻擊性的控制也容易變得很弱。

接受自己的錯誤而感覺不愉快，反而會盛氣凌人的攻擊對方，藉著站在優越的位置企圖保護自己。這樣的防衛機制就稱為「躁性防衛」。所謂的惱羞成怒，可以說就是躁性防衛的結果。

克萊因的部分客體關係，在理解「不如所願的東西」就是異物（惡）的極端認知，以及攻擊、排除被當成異物的他人的機制上，可以說是一種先驅性的理論。

自戀的人格

想理解憎惡朋友的心理病理，就需了解美國精神分析醫師海因茲．柯胡特（Heinz Kohut）的自戀理論。

如果自戀可以均衡且被滿足，達成健全的發展，那麼對自己所屬的集團或夥伴也會很自然的產生感情。然而，若在最想被愛的時期受到傷害或是被輕視，在缺乏被理解與關愛的感覺下成長，就只能培育出脆弱、懦弱的自我愛，不僅無法愛這樣的自己，對朋友及全體人類都會抱持著不信任感，或希望他們不幸的想法。

過度自信，採取看輕他人態度的自戀性人格障礙者，就是在幼年時的自我愛願望沒有被滿足的情況下長大，一直停留在不成熟的階段。外表看起來很自大，但其實內心卻相反，是充滿自卑感、貧瘠且幼稚的自戀。為了補償這一點，他們必須要採取傲慢貶低他人的態度，或是得到周圍的讚賞。

依照精神分析醫師大衛・曼的說法，自戀性人格障礙者最核心的困難不是過度強大的自戀，而是他們無法愛自己也無法愛他人，也就是，他們對愛有障礙。並且，更深一層的是有過強的憎恨。也就是過度的憎恨才是自戀性人格障礙的本質。

那是因為他們憎恨自己不被愛。不被愛的自己、不愛自己的他人，更進一步是對整個社會的憎恨，支配了他們的內心深處。

對他人，他們已經不期待愛。因為如果要追求真愛，只會再度受傷害。因此他們對他人的要求，是金錢，或是物質、身體、或是像奴隸般的服從，像酒店公關一樣的侍奉。一切都不能違逆他們，言聽計從就好，否則就只會將一切破壞殆盡。將刀刃朝向自己的人，只不過是礙眼的異物，他們只想抹煞掉。只能接受與自己相同的東西。帶來這些的，是受傷的自戀之怒，也是憎恨。

依附障礙與人際過敏症

左右著是否接受或拒絕他人的機制，就是「依附」。依附是幼兒與養育者之間形成的情感羈絆。這是由英國的精神科醫師約翰．鮑比發現，而後經由美國心理學家哈里．哈洛（Harry F. Harlow）證實。根據之後的研究發現，依附不只是在孩子的成長發展扮演了不可或缺的角色，還左右成人以後的人際關係、感情生活、壓力的忍受性及身心健康。

不只是人類，而是哺乳類、特別是社會性高的哺乳類，依附都是共同擁有的機制。孩子緊跟著依附對象受到照顧，藉由建構相互的關係逐漸獲得基本的安心感與社會上的基礎。為了形成穩定的依附關係，到一歲半為止，必須與特定的養育者透過充分的緊密關係，與有回應的照顧者建構出濃厚的關係。

若是因為不幸而無法充分得到這樣的機會，使依附的形成不完全，就會引起依附障礙。養育者沒有給予孩子情感深厚的關愛，或是沒有發揮給予孩子安心感的功能，或是養育者頻繁的更替也是原因。雖然之後可以透過關愛做到某種程度的補償，但若殘留著幼年時所受的傷害，就會被不穩定的依附模式拖累，很難維持適當的人際關係。

依附無法順利形成的情況也可以大致分為兩種類型：不企圖追求親密的人際關係，而喜歡孤獨的生活方式，與人的交往也停留在表面關係的類型，稱為「迴避型」。另一種，越是過度追求親密的人際關係，就越是形成不停反覆「靠近與破裂」的類型，我們稱為「不安型」或是「抵抗／矛盾」型（也有單純稱為矛盾型者）。

迴避型的人，會一直無法進展親密關係，假設即使擁有家庭，也總是會有種心不在焉的態度。配偶和小孩也容易產生被棄置不顧的感覺，隨著這樣的想法越來越憤怒或怨恨。但是迴避型的人卻完全不會察覺。迴避型的人很多都在經濟上的角色結束後就遭到家庭排除，也是因為長年累積怨恨的結果。

另一方面，不安型的人會懷疑自己是否被拋棄，或被拒絕了，有強烈的不安全感，會想要過度要求對方的感情或認可。矛盾型的「矛盾」是指過度依賴對方，但另一方面卻對對方一點點的小錯也要憤怒責備，這兩種相反的傾向並存。因此，對支持自己、帶給自己利益的人也會用嚴格的眼光，以完全否定的口氣說話。對方也會不開心，屢屢造成雙方關係劃上句點。因為自己的行為，反而實現了自己害怕的結局。

無論哪種類型，只要沒遇上忍耐力很強的對象來支持自己，就很難得到穩定的幸福。

並且，有依附障礙的人，由於自己沒有在穩定的被愛之下成長，養育孩子也容易有困難，有許多傷得很深的人非常害怕有小孩。

兼具著人際關係或養育孩子的問題，是依附障礙的特徵，缺乏安全感，對自己有異樣感，容易自我否定。由於總覺得自己哪裡怪怪的，好像缺乏什麼，總有空虛的感覺、不知道生存的意義，對存在的根本感覺茫然而不確定，往往在取得自我認同上非常辛苦。

因過敏而對壓力有脆弱的一面，乍看似乎很堅強很酷的人，實際上身體卻感覺到壓力，出乎意料的很容易崩潰。實際上，依附不安定的人，被認為有容易罹患憂鬱症或身心不適症的傾向。

為自己對他人的嫌惡感到痛苦的人們，經常都與不穩定的依附關係有關。只是，依附關係穩定的人，也有對特定的人表現出強烈嫌惡或拒絕反應的時候。相反的，依附關係不穩定的人，也有對特定的人可以持續溫柔的情況。人類對人類的厭惡與拒絕反應，還殘留著光依靠依附理論仍無法完全說明的部分。

壓力與心理創傷理論

這是理解人為什麼會對人產生嫌惡或拒絕反應的理論。

承受來自環境的壓力時，會產生稱為壓力反應的防禦反應。類固醇激素分泌的同時，使交感神經興奮，藉由發揮火災救火時的傻勁，使人能突破難關。

然而這是強迫大腦或是身體在勉強自己。雖然能夠撐過短期的戰鬥，但是萬一時間拉長，壓力過大，神經一直過度興奮會使身心都受到傷害，造成胃潰瘍、高血壓、糖尿病、大腦功能低落、海馬迴萎縮……。

這種強烈的精神壓力引起的不可逆變化，就是心理創傷。心理創傷有的是由於僅發生過一次的殘酷體驗而產生；也有的是因為短期間尚可忍耐的壓力卻長期持續，超過極限所造成。

強烈的心理創傷體驗帶來的長期後遺症，稱為創傷後壓力症候群（PTSD）。有了PTSD的人不只會因為過度警覺或不斷回想而痛苦，還會迴避與這個經驗連結的狀況。如果是某人讓他感覺不愉快，那麼只要看到那個人，就會引起身體僵硬、表情扭曲、心悸、喘不過氣來等自律神經的反應。

不過，心理創傷的影響可不只是這樣。人一旦有過安全受到極度威脅的體驗時，不只會對世界失去安心感，甚至很容易對人也失去信賴感。就連過去曾經信任的家人或朋友也都感覺像陌生人一樣，會拒絕他們。心理創傷的影響會波及沒有直接關係的人。

那麼，對他人的厭惡或拒絕反應，又是什麼樣的心理創傷產生的結果呢？

確實，有時候原因是心理創傷，但卻並非都是如此。有些人雖然受到了強烈的心理創傷，卻沒有表現出對人的厭惡或拒絕反應；有些人明明沒有受到足以稱為心理創傷的強大壓力，卻仍發生激烈的厭惡或拒絕反應，這樣的案例也不少見。一見鍾情的對象在幾天後激烈爭吵然後分手，這種情況就是這樣的典型。彼此相愛，個性也很合的情侶，有一天突然對彼此的缺點產生厭惡感，這樣的事情也是有的。這些都很難用心理創傷的模型來說明。

用生理學來理解厭惡感

對人的厭惡或拒絕反應，是否能用生理學來理解呢？本章的最後，就針對基本情緒之一的厭惡感，談一下生理學上已經明白的事實吧。

厭惡感這種感情，在出生的時候並不存在。厭惡感被認為是後天獲得的感情。實際上，讓嬰兒觀看會使許多大人產生厭惡感的不愉快照片或看了會發毛的生物，嬰兒不但無所謂，反而還表現出好奇心。「苦」和「痛」例外，讓大人覺得不愉快的氣味或味道，也不會表現出任何抗拒感，很簡單的就接受了。

然而在我們人生中會陸續增加討厭對象的黑名單，這麼做是為了保護自己遠離危險。

在生物學上，厭惡感是為了保護自己不受病原菌或毒素、獵食者、有害生物等危險而發展出來的情緒。把他們當作危險的徵兆，刻入腦海，當再度遇見時，當事人即使不記得曾有的體驗，也會自動湧起嫌惡感，以避免攝食或接觸。

厭惡感是學習而來的，這樣的原則也有例外，那就是對異性味道的感受性。碰到與自己的遺傳因子類型接近的遺傳因子，就會感覺到不愉快，要是遇到完全不同的遺傳因子類型就感覺很舒服。這看起來似乎是先天的。透過這樣的機制，可以防止免疫系統產生弱點，比較容易得到強壯的孩子。

不僅限於味道，自青春期以後，年輕人就變得對好惡非常敏感，對討厭的東西會顯示出強烈的抗拒。這雖然是性荷爾蒙帶來的現象，但是這樣強烈的厭惡感或潔癖，其實有一個重要的任務，那就是選擇一個適合自己的伴侶。不只是自己的人生，這也牽涉到子孫存亡的選擇，所以要嚴格的排除對自己不利的對象。

這樣的機制只要不過度運作，就對保護自己很有幫助。那麼為什麼經常會發生過度運作的情形呢？

厭惡感的「二手學習」

厭惡感不只是後天學習而來的，也像「傳染」一樣會透過他人「二手學習」。即使不是自己本身的痛苦體驗，只要看到周圍的人顯示出強烈的厭惡感，自己也會產生厭惡反應。對昆蟲完全沒有任何厭惡感的孩子，看到討厭昆蟲的母親對蛾或幼蟲表現出很噁心的樣子時，很多孩子也會變得討厭昆蟲。

對人的厭惡或拒絕反應也是一樣。要是經常聽見某人的壞話或否定的評價，即使對方對自己沒有任何害處，也會對那個人產生強烈的拒絕反應。例如，若母親不斷的訴說對父親的不滿或憤怒，孩子也會把父親視為討厭忌諱的對象。在歧視有色人種的環境中長大，即使有色人種並不會加害於你，也會對他們產生厭惡感或敵意。

厭惡感的二手學習，應該能說明引起過度厭惡反應的部分理由。然而，例如在不久之前還頻頻稱讚的對象，只不過因為一點點小小的誤會就變得非常厭惡的現象，就很難光用厭惡感是學習來的這種架構來說明。

人對人的厭惡與拒絕反應究竟是怎麼發生的呢？

第三章

3

人際過敏症怎麼發生的？

人之所以討厭人、拒絕人的心理本質是什麼？

在過去的探究中，並沒能掌握全貌並直指核心本質。

以過敏的模式為基礎，從「心靈免疫」的觀點來解開，就能看出各種不同症狀中共通的真正原因。

人際過敏症的研究方法

為了試圖理解支配人心的憎恨或嫌惡、惡意或攻擊，以前嘗試過的研究樣式之多，顯示出這個問題的根源有多深。然而，前一章所述的任何一個理論或論述，雖然在人對人的拒絕與排除的現象理解上投下了一道曙光，然而卻沒能掌握全貌、沒能完全理解其本質。現在，為了接近其本質全貌，就必須超越過去的觀點，更進一步的研究。

厭惡人、拒絕人的心理機制，我想把它理解為心理的過敏現象，也就是人際過敏症，用精神病理學上的研究方式來將它解釋清楚。

在本書中提示的人際過敏，比以往的理論更能有效說明現代人際關係的各種現象。人體的免疫和過敏的機制為我提供了理論基礎。幸運的是，免疫學與過敏學的發展非常蓬勃，這個令人驚訝的機制，已經非常清楚詳細。而令人深感興趣的，是心靈的免疫機制與身體的免疫機制有許多的共同點。

I「心靈免疫」的機制

記憶異物、排除異物

所謂免疫，是指保護生體不受異物入侵或是感染的機制。排除異物保衛生體的反應，就稱為免疫反應。免疫反應是維持生命不可欠缺的機制。

從希臘時代起人們就知道，染過一次的疾病一旦復原，就不會再得同樣的病。免疫是排除異物的機制，同時也是一個記憶系統。它會永久記憶過去侵入的異物，若再有同樣的異物入侵，立刻就能辨別、破壞或排除。

「過敏」就是這樣的免疫反應過度發生的狀態。即便是不需要攻擊、排除的東西，只要有一次認定它是異物，就會透過徹底的攻擊企圖排除——就算那本來是對自己有益的東西。有時候自身身體的一部分或細胞也會成為攻擊的標的，一旦被加入異物名單，就無法輕易刪除。

心靈也有免疫機制

人類的心靈也具備相當於免疫系統的機制。於是心的免疫反應也隨著攻擊、排除異物的同時，可以記憶曾經入侵過的異物。

例如，如果曾經因為誰而嚐到恐怖或痛苦的滋味，不只會記住給予恐怖或痛苦的人物，與那個場面相關的事實或記憶也都會深深烙印下來。於是當那個人物出現時自然如此，但只要遭遇到能夠讓他聯想到那個場面的狀況，就會警訊大作，不容易以理性來控制。

人際過敏症是對於並不那麼有害的人物，也會使心靈的免疫反應如此運作的狀態。即使是不需要這麼害怕、拒絕的人物，也會去迴避或是攻擊、排除。一旦發生人際過敏症，就連朋友或伴侶或家人都會被當成異物，變成迴避或攻擊、排除的對象。有時更不只是特定的人物，而是把全人類都認知成異物，登錄在排除名單上。若是如此，即使想與他人親近，構築圓滿的關係，也無法避免衝突。

多樣化的防衛機制

心靈的免疫機制，過去一直被稱為「防衛反應」、「防衛機制」。可是，這樣的機制，其實比該名詞目前為止所知的幅度更廣、更多樣化。對壓力或不愉快的事情、很難接受的狀況，為了保持自身精神上的平衡，心理會引起各式各樣的防衛反應，例如把不願去想的事情塵封在心底，企圖遺忘，就是「壓抑」這種防衛機制。

睡眠或做夢，是心靈淨化的系統發揮功能。在夢中常會把現實的狀況替換成更能夠接受的另一個狀況，這就稱為「換置」。

也有時候是「認同」攻擊自己的人，以求得心靈的平衡。被虐待的孩子也會經常使用這個防衛機制，以避免憎恨父母。也有透過「反作用形成」把父母理想化、過度孝順的情況。

將難以接受的狀況，改變成一個更高層次的形式，然後接受它、超越它，就稱為「昇華」。在虐待中長大的人，從事拯救受虐孩童的工作，可以說就是這樣的心理機制在發揮作用。

將慾望轉為衝動的行為，所謂的「行動化」，多被視為心理防衛反應失敗的結果，但實際上也可以說是一個重要的心理免疫反應吧。被攻擊就打回去，藉著給對方痛苦來排解憂鬱，就是屬於這種典型。只是，這個攻擊很容易就變成不是加諸在攻擊自己的對象身上，而是自己依附的對象或更好攻擊的弱小對象。家庭內暴力或是欺凌，就是因為如此，所以不容易停手。

當受到的傷害是心理無法處理的時候，為了防止崩潰而發生的緊急避難稱為「解離」。這是一種暫時將意識或記憶的連結遮斷的機制，就像蜥蜴為了保護自己的生命而自行斷尾求生一樣。

遭遇無法承受的痛苦時，有時會發生「解離」的行為。這是藉由把發生的事情與感情切割，以便從痛苦中逃脫的防衛反應。雖然對發生的事情保留記憶，卻不會帶著感情。被切割的情感變成另一種奇特的樣貌，突然出現在毫不相干的場面中。衝動的殺人或很難理解的暴力犯罪中，有些案例是那些原本理當伴隨著的情感就像脫落了一樣，情感在過去的心理創傷中被切割掉，像幽靈般出現徘徊，化為意想不到的行動表現出來。

人際過敏發作的狀態下，攻擊或排除異物的行動正在亢進，在「行動化」的同時，比起前一章談到的「投射」、「躁性防衛」、「自戀防衛」這些自我防衛機制，怪罪他人的防衛機制更加容易被使用，但是同時卻又變得自閉，企圖藉由保持距離來「迴避」親密關係，以便保護自己。

「先天性免疫」與「適應性免疫」

免疫是生體保護自己免受異物攻擊的機制，其架構可以大致分為兩個系統。

其一稱為「先天性免疫」，對外界來的侵入者有整體性的防禦，就是所謂的保鑣。像昆蟲那樣比較單純的生物，只有先天性免疫可以保護自己。要是發生一次同時湧入許多先天性免疫無法完全防禦的強力入侵者時，就沒得救了。例如，有了傷口後雖然致死率很高，但是在以多產多死為前提的生物界，每一個個體都是隨著季節汰換。

像脊椎動物這樣較為複雜、需要更多成長時間的生物必須活得久一點，又進化出另一個免疫系統。那就稱為「適應性免疫系統」。所謂適應，就是指「後天得到」的意思。

這個免疫系統中，會記憶過去所有曾經碰過的病原體或異物名單，儲備各種專門處理的特殊部隊以因應需求。光是細菌或病毒的種類數量就很驚人。所以養著大量平時不太需要出場的特殊部隊也沒有什麼用。因此只要一陣子沒有異物入侵，專屬的特殊部隊數量就會漸漸減少，只保存最小單位以應不時之需。萬一受到侵入，這個專門的特殊部隊就會急速增殖來因應。

這樣的機制，對排除有害的細菌或病毒是有用的，但是另一方面，過度的運作就會發生過敏狀態，連不需要的東西也都想排除。

而心理的免疫，也有相當於先天性免疫與適應性免疫的機制。

相當於先天性免疫的，就是先天具備因應他人或壓力攻擊的能力。就如先前所述，睡眠或做夢是先天上為了替壓力進行解毒而具備的機制。「忘卻」也是為了解除壓力所不可欠缺的必要機制。逃走的反應也是心理的先天性免疫。即使是缺乏社會經驗的小孩子，要是有什麼不愉快的體驗或是受到攻擊時，也會憤怒、哭叫、有時候還會反擊，企圖求助。

於是，人的心便進一步具備進化後的免疫系統。那是透過經驗學習到的後天適應性免疫。這當中包含對照過去曾經遇到過的異物名單，辨別危險對象的能力，以及適應對方特性而有效因應的能力。快速的看出可以接受到什麼程度，並選擇適切的因應方式。若判斷是危險的對象，就發動厭惡或反彈、憎恨等的心理拒絕反應，盡量迴避對方。即便如此，如果對方很厚臉皮的靠過來，就張開防護網，萬一是攻擊就反擊給予損害。這麼做，對方就不太會侵犯或攻擊了，這就像是建立起免疫了。

跟不能相信的對象很親密，對危險的對象懷著好意而造成很大的損失，因此毀了人生的案例不勝枚舉。為了防範這種事情於未然，就必須要嗅得出這個人不能信任、很危險的氣息，藉由產生拒絕反應來抵擋這些人的接近或入侵。

像這樣的心理免疫反應，由於可以使人際關係避免受到不利或不當的榨取，因此可以說是非常重要的機制。就如同身體的免疫反應是為了保護肉體的健康與生存一樣，心理的免疫反應，是為了保護精神上的自由與自立，是保持心理健康與存在所不可欠缺的機制。

分辨「異物」與「自己人」

我們在生活中被無數的異物包圍著。為了在這個環境生存下去，不只要排除有害的異物與外敵，還必須跟無害的東西與支持自己的人、有益處的人建構起共存關係。

為此，我們也備有煞車器以免連必須共存的人都受到排除、攻擊。當這樣的機制無法順利發揮功能的狀態，就可以稱為過敏。

對於非異物，也就是應該當成自己人或親人的人，抑制對他們的攻擊、排除的機制叫做「免疫耐受」。在免疫系統尚未完成的年幼時期所接觸過的物質，不會當成是異物，而會當作是自己的一部分去接受，不會產生免疫反應（拒絕反應）。在早期階段就一直共存的人物會被當作自己人。另一方面，一旦免疫系統發達之後才來的東西，就會被當作是外來者，成為攻擊與排除的對象。

在心理的免疫上也認為有同樣的機制，那就是心理的免疫耐受。

心理的免疫耐受與依附

把他人都當成異物，一個接一個全部都想攻擊、排除的話，社會生活馬上就會走投無路。就如同身體需要營養與休息，心也需要來自周遭的支持與愛。雖然有必要攻擊、排除有害的人物，但是作為一個社會性的生物要生存下去，對於那些對自己無害的人、支持自己的人，就必須有一個讓心理的免疫耐受成立，不把他們看成敵人的機制。

事實上我們已經具備了這樣的機制。那就是前一章提到過的「依附」。我們會對幼年時期經常在身邊照顧或給予我們愛的人，形成依附這種生物學上的羈絆，產生永續的親愛之情與信賴。雖然是他人，但能夠接受他是與自己有連結的人，若有萬一之時也可以安心地投入他的懷抱，是一個能放心的基地。

與能夠完全信賴的特定人物之間形成的依附關係，會成為人際關係的基石，學會與他人親近，或享受相處的時光，這樣的交往變得容易。

幼年時期若沒有與養育者之間形成穩定的依附關係，無法解除對其他人的極度警戒，就很難保有持續的信賴關係。

與養育者之間有著穩定依附關係的孩子，不只較容易與他人建立親密關係，排除有害存在的能力也會提高。反之亦然。若無法早期取得穩定的依附關係，不只無法與必要的人建構親密關係，還會增加接近有害人物的風險。依附關係與心理的免疫功能有密切的相關。

為什麼會被不應該招惹的人吸引？

在分娩的時候，孩子從母親身上感染了肝炎病毒，大部分都完全不會有症狀。因為嬰孩的身體接受了病毒，不會想要抵抗。結果就是，雖然沒有症狀，但是病毒在身體裡持續蔓延，變成一種稱為「帶原者」的狀態。這就是對肝炎病毒有了免疫耐受。

同樣的，心理也會有產生免疫耐受的時候。因為幼年時就對陪伴在身旁的人有了安心感，沒有任何抵抗就接受了的緣故。即使那人有著不太受社會歡迎的特性，但因為感覺不到一般人會感覺到的危險性，也不會引起警戒心。所以反而會因為親切感或安心感而受到吸引。

【只會對危險的男人心動】

十八歲的和佳奈（化名）不顧周圍人的勸告，還是去刺青了。好不容易考上的大學也休了學，跑去陪酒女郎的店裡上班。母親有良好的專業能力，工作的性格十分認真，大嘆不知道女兒到底在想些什麼。女兒明明有一張很受人矚目的美麗臉孔，頭腦好又在鋼琴比賽中得過優勝……。

和佳奈小學四年級時，雙親因為父親的暴力行為與債務問題離婚了。從此她不曾再與父親見過面，但和佳奈一直都帶著渴望父親的心情。父親年輕時曾經是有名的暴走族，肩膀上有刺青。雖然感覺很暴戾，但是所作所為都非常帥氣，有著壯碩的男性魅力。

母親的娘家經營土木工程。在那裡工作的父親，因為騎車送當時還是高中生的母親去車站，兩人以此為開端有了肉體關係。雖然明白他是有問題的人，但是個性認真的母親無法對奪走自己處女的男人死心。雖然不顧父母的反對，形同私奔的跟他在一起，但是很快就後悔了。離婚後終於斬斷關係，母親才覺得總算能展開穩定的生活，但她的想法卻錯了。和佳奈開始脫離正軌，都跟一些背上有刺青的男人交往。

一時之間母女關係惡化，但是想到再這樣下去會更糟糕，母親努力修復關係，和佳奈也體諒了母親的心情上了大學。她也嘗試跟母親會喜歡的同年紀「一般」男性交往，但是她卻完全沒有心動的感覺。可是只要遇到散發危險氣息的男人，她就會被對方吸引。

過去的心理創傷與增強效應

與免疫耐受那樣抑制免疫反應的機制相反，增強免疫的機制就稱為「增強效應」。幼兒因為免疫力較弱，所以流感疫苗必須接種兩次，這一點大家應該都知道。連續兩次打入抗原，可以使免疫得到像火箭推進器一樣強大的推進力。

心理的免疫也被視為同樣的現象，也有受到一次痛苦經驗卻仍然學不乖的人。然而若連續兩次遭遇到同樣的事，對那個東西也會產生強烈的警覺心，會準備好第三次遇到的因應方式。如果重複三、四次，更是如此。

人際過敏也是一樣，比起第一次遇到抗原的時候，第二次、第三次遇到的時候過敏反應會逐漸增強。

例如，過去對某個人有過受傷的體驗，再見到那個人的時候當然不用說，但是只要遇到與那個人有某些地方類似的人，就有可能產生拒絕反應。自己也不知道原因，卻喚起了緊張及警戒心，或是做出無意義的反抗，心情穩定不下來。

這樣的現象，過去都被理解為陰性轉移或是投射性認同的概念，但是，用再度遭遇到過去引發人際過敏症的過敏原而使過敏再度活化起來的概念，反而較容易理解。而明明是第一次見面，卻一口氣引發強烈的拒絕反應或情緒不穩定的案例，若以過去曾經產生過敏反應而加強了的觀點來看，就能夠理解了。

成為過敏原的機制

所有的過敏，都是後天發作的。以花粉過敏來思考的話，應該就很容易理解了。最近幼兒的花粉症也逐漸增加，但通常大多數人都是到了某個年齡才開始發作。明明過去每年都暴露在花粉中也無所謂的，卻從某一次開始出現症狀。一旦有症狀出現，就變得每年都會一次不漏的發作。過去不曾被當作異物的東西，在反覆接觸當中，逐漸被認知為異物。這就是過敏反應。於是一次被當作異物之後，這樣的認知就不容易改變了。

那麼為什麼會產生過敏反應呢？食物過敏或異位性皮膚炎、哮喘的情況下，我們預想是下面這樣的機制。

通常，身體是靠皮膚或覆蓋在黏膜表面的上皮組織保護。即使花粉或是食物企圖進入，也會被上皮組織這個防禦牆抵擋，無法入侵體內。然而，比方說感染感冒時，支氣管黏膜乾燥，或是皮膚擦破的時候，異物就容易從防護網的破洞入侵。如果入侵到真皮而非表皮時，過去原本不是異物的東西就會被認知為異物，成為攻擊與排除的對象。結果可能就是引發過敏。

人類的心平常也被一個防護網保護著。對於位在心理防護網之外的東西，並不會特別產生警戒反應或是拒絕反應。然而，當心理的防護網因某種原因受了傷，防守較弱的時候若發生入侵，就會把入侵者認知為異物，成為攻擊與排除的對象。

換句話說，若是在心靈脆弱的時候，遭遇到落井下石的不愉快經驗或嘗到痛苦的滋味，就會把過去原本無害的存在當成威脅安全的異物，打開拒絕反應的開關。對曾經愛過的人，或是原本喜歡到非得要他在自己身邊的人，從某一次開始，產生了對方一接近就覺得噁心的拒絕反應。

II 為什麼會成為「異物」呢？

異物的判定標準

人際過敏是把他人認知為異物加以排除的過度反應。

「是否是自己人」的這種認知是如何進行的呢？

人其實是用各種不同的基準去判斷是否要接受對方為自己的朋友。容貌或社會地位、興趣或教養、經濟能力、學歷、價值觀、性格等，有各種判斷。但即使在這些點上大多數不如理想，也可以容許。

另一方面，也有即使大致上都贏得了歡心，也有絕對無法讓步的條件。如果這一點不能通過，無論其他的條件再好都會被看成異物。例如，因為對方條件很好所以結婚了，但最後還是離婚了，或是一開始明明關係很好卻以崩壞的關係終結，大多也是因為抵觸了異物判斷的基準。

❶對自己是否有害

最重要的基準就是會不會對自己帶來害處。對身體有危害的暴力自然不用說，感覺或自尊的領域上不能被侵害，這一點也很重要。

即便對方帶給你多少困擾，只要不侵害到感覺的領域，就有機會得到原諒。

【無法憎恨的人物】

我曾經有一位醫師同事，是個很奇特的人。具有藝術家氣質，早上總爬不太起來，常常遲到。經常得讓護理師打電話去叫他起床。做什麼事都我行我素經常恍神，有時候還會忘了開處方箋。然而很意外的是，他卻不會出什麼大紕漏，那是因為搭擋的護理師很小心注意的在幫他檢查。由擔任他護理師的人看來，照顧起來應該很辛苦，但是卻沒有聽過抱怨，他這樣的性格被接受，受到喜愛。

最重要的理由是，他從來不曾責備周圍的人，或是用妄自尊大的態度來對待別人。此外，他還會自己扛下麻煩事，接下吃力不討好的事。也就是說他雖然個性並不是那麼有條不紊，但絕不是只顧自己，更不要說他完全不會轉嫁責任給他人，或是攻擊他人。由於他不會損害到他人的感覺或領域，所以大家也把他當作夥伴。

把自己很遜的一面攤開來給大家看不隱藏，也使大家對他增加了親切感，而抑制了拒絕反應吧。要攻擊一個手無寸鐵的人，任何人都會有所猶豫。

雖然他是一個對升官發財沒什麼興趣的人，但是後來他回到大學當上了教授。可以說他不樹敵的性格，毫無野心，使周圍的人對他沒有戒心，才襯托出他進而出人頭地。

相反的，言行或態度總是破壞他人感覺的人，就是在散播強烈過敏反應的種子。一個不耐煩就講出情緒化的話，心情完全表現在表情或態度上的人就要注意了。拒絕反應會確實的逐步累積，在一個人脆弱的時候，就會四面楚歌遭受攻擊，進而被排除。

❷是否能有共同的常識或規則

其次的重要判定標準就是，是否與自己有共同的常識或規則。常識或規則若不能相同，就會希望落空或是違背期待。你覺得很好才做的事，卻反而被斥責。事情很難做壓力也會增加。

就算規則多少有些不同，但如果那些規則也能得到周圍人的理解，能夠事先料想到的情況下，有時也會被容許。就像剛才提到的醫師案例。不過那也是有限度的，如果彼此的規則差異太大的時候，就很容易被當成異物，變成排除或攻擊的對象。

常識或規則因人而異，範圍很廣。甚至會有恰好相反的時候。例如一直都很重視傳統價值生活方式的人，對於無視社會常識生活的人就會有強烈的抗拒感。相反的，一直追求自由的人，就會覺得被既有的價值綑綁的生活方式非常無趣。

每個人都有自己的道理，讓他們討論得再多也很難談得來。這就像血型一樣有各種類型、並不是誰贏誰輸的問題。

每一種都各有長短，會因為狀況不同而轉變，有時候有利有時候不利。如果僅限於一種，那麼當環境改變時，種子本身的生存就會暴露在危險之中。為了分散風險，避免滅絕，所以存放了各式各樣的多樣性。以這樣的觀點來看，無論哪種變種都是對物種整體生存有幫助才會存續下來。

然而現實中，有不少人會一直介意這個差異，彼此不合互相爭鬥。雖然整體來看每一種都有必要，但是要和常識或規則相異的人們近距離共存，並不是那麼的容易。

【本來相處愉快的朋友們】

弘美（化名）是一位四十來歲的全職主婦。約一年前開始固定到健身房運動，在那裡認識一位性格開朗的朋友優里奈（化名）。兩人說話投機，一起吃午餐或喝茶，天南地北的聊天成了她們的樂趣。

然而，在她們開始親密交往之後約半年，弘美開始很在意優里奈在金錢上不清不楚的問題。剛開始她們會互相請客，但是最近優里奈卻好像變得讓弘美付帳也理所當然，也不太道謝。正這麼想的時候，就開始介意優里奈在性格上許多散漫的地方，聊天時心裡其實並不贊同的事情也增加了。

決定性的分歧是在聊到男性出軌的問題時。優里奈說：「每個男人都會偷吃的。天下只有嘴擦得乾淨不會讓人發現的男人，跟嘴擦不乾淨的笨男人而已。」她把自己的丈夫玩女人的事情當作有趣好笑的事來說。弘美忍不住回嘴說「我家的不會這樣」，卻反而被她嘲笑「哎喲，那對不起了。不過妳也不用這麼認真嘛」。

從那之後，優里奈說的每一句話她都聽不下去，對她吃飯喝茶的邀約拒絕次數也增加了。偶爾在健身房遇到就算只是打聲招呼都覺得很厭惡，原本很喜歡去的健身房也變成麻煩的地方。結果她便轉到別的健身房去了，手機也設定成拒接，才終於取回內心的平靜。

會產生如此強烈的拒絕反應，是因為在金錢的往來上與貞操觀念上，弘美受到特別嚴格的教育，這變成她無法讓步的點。而優里奈鬆散的生活方式，等於否定了弘美的價值觀，這不是可以當作開玩笑解決的事情。

像這樣的常識與規則的不同，越親密之後就會越明顯，很難妥協的事情也會變多。

與常識或規則無法相容的人在反覆接觸的過程中，感覺到自己重視的信條或自我認同彷彿受到了威脅，使人越來越不愉快或痛苦。

實際上也有不得不配合對方常識的時候。只在能有共鳴的價值觀範圍內接觸，除此之外便保持距離，變成現實中的妥協對策。當中也有相反的完全受到對方感化，變成判若兩人的情形。那也是為了避免人際過敏症的適應戰略吧。

❸是否有共同的興趣與感覺

還有一個重要的基準，那就是能否與自己有共同的興趣或感覺。這個基準，跟剛才敘述的常識或規則比起來，可以說門檻又更高了一點。不只不是異物，還得是從心裡認可的夥伴，在看清楚對方是不是能更親密的對象之前，這是很重要的基準。

一開始先思考共同的興趣吧。

例如，假設你想談棒球的話題，但是話題卻立刻被切換到你沒有興趣的溜冰，這時一定會感覺自己被忽視了。

當你開始說起自己工作有多辛苦時，卻被人用一句「那先別提了，你什麼時候才能當上課長」打斷，應該也不會想再多說了。首先要有共同的興趣，配合話題的姿態，是作為一個夥伴被認可的必要條件。

無視對方的話題而改變話題，馬上就否定對方說的事情，這樣的人要注意。就算沒有惡意，也會被認為是不能與人共享話題的人，早晚會被當成異物。配合對方視線附和、時而點頭，缺乏這種反應的人也要注意。雖然你認為自己有在聽，但是說話的人卻感覺不到你的反應，就會認為無法與你分享興趣。周圍的人聚集在一起談天時，因為覺得自己沒有興趣，所以就一副事不關己的樣子，這樣的人也容易被當成異物。

下班後很疲累的先生，要是聽到妻子一直嘮嘮叨叨說些孩子跟鄰居的問題時，就覺得很煩，只能含含糊糊的回答，或是用一句「我累了」把話切斷。這樣的事情日積月累，妻子就會開始認知到丈夫不是自己的夥伴而是異物。產生拒絕反應也只是時間的問題了。

感覺的共享，門檻就更高了。要被認可為知心的夥伴，就必須通過這個門檻。

若感覺對方能理解自己，痛苦就會減半、喜悅會加倍。一個可以分享感覺的人，在依附理論中稱為「安全基地」。因為那是你最信賴的自己人，跟異物恰好相反。

人總在不知不覺間，區分出對方是不是安全基地。如果對方是，就會有被舒適安心包圍的感覺，只要對方在身邊就能夠放鬆。在說話中很自然會整理出心情，不知不覺間就找到答案，湧現力量或勇氣。

然而，本來應該是最能敞開心胸的父母或伴侶，也有失去安全基地資格的時候。即使把痛苦的感覺說清楚，也被罵說是努力不夠，強迫聽一些不想聽的建議或是說教。如果這樣的事情一再重複，那個人就反而會變成令他不自在的人物，只會產生抗拒反應。

無法成為「安全基地」的典型，就是無法聽人說話、沒有同理心的人，馬上會做出何不這樣、何不那樣等不必要的意見或指導，只會說自己的想法或意見。他不明白對方並沒有這樣的需求，只是希望你聽他說說話，跟你分享感覺而已。

那就像是，雖然彈不好，但是自己演奏自己的曲子，只是希望有人聽而已，可是對方卻說「我來彈的話會彈得比你好」，然後把當事者想彈的曲子拋到一邊，開始彈起別的曲子來。明明人家並不是為了聽你的曲子才來找你的。

為什麼很多人會花錢來接受心理諮商？是因為打從心裡信賴諮商師嗎？是因為可以分享心情。對很多現代人來說，心靈相通的體驗，已經很難在一般生活中輕易獲得了。

❹為了保有自我

排除「不是自己的東西＝異物」的反應，若為了保有自我也是有必要的。為了避免在不知不覺間變得不像自己，被扯進失去自我的人生方向，必須與能夠分享價值觀、值得尊敬、並且值得你交心的人來往比較好。若要為同樣的事情努力、傾盡一生，就必須用嚴格的眼光看清楚對方是不是值得深入交往的人。

偏向過度的拒絕反應雖然很困擾，不過那也是用敏銳的感應器去分辨對方是否真是可以信賴的對象。對特定的人開始有了不信任感或異樣感時，你就要認真思考是否是你的感應器在發出警告。或許那是為了避免讓你誤入歧途，正在引導你也不一定。

對以往曾經覺得很重要的人產生拒絕反應時，大多是在人生方向或價值觀等根本的問題上正好走到了分歧點。也許這是在告訴你自己一直以來迴避的課題，終於到了必須面對的時候。

III 人際過敏的防波堤

小小的過敏種子會被吞噬

由於免疫細胞將某個物質看成是異物，為了對抗這個異物而製造出來的就是致敏反應。抗體就像是地雷，準備好等待著入侵者，發現異物入侵時，就同時擔任了破壞、排除的角色。

在過敏的情況下主要會製造出IgE抗體。這個抗體就像是地雷陣一樣附著在免疫細胞的周遭，埋伏等待著異物的入侵。異物入侵與抗體結合後，就成為免疫細胞一口氣放出組織胺等物質的開關，引發過敏反應。

就像因蜂毒或藥物引起的全身型過敏性反應一樣，抗原只是第二次接觸便可能會引發激烈的過敏，但是通常即使有了致敏反應，也有了抗體，也不會馬上就引發過敏症狀。

測定IgE後，若對花粉或食物、動物的毛、塵蟎等的抗體值比正常值高，在檢查上判定為過敏體質，但實際上卻沒有症狀的情形也不少。那就是稱為過敏準備狀態的階段。

發作的時候，大多也是在無數次的反覆接觸之中，過敏情況漸漸嚴重，到了某個時期才正式達到轉移成過敏的情況。就算有了致敏反應，我們認為抑制過敏的機制仍有發生作用。

心理的免疫系統可以說也是一樣的。產生異樣感，即使有小小的反抗、不信任等心理的抗體產生，多數的場合下並不會立即發展到真正的過敏狀態。小小的過敏種子是容許被吞噬的，因為仍保有抑制過敏的作用。

在心理免疫的系統中，擔任相當於免疫耐受的角色，來抑制對自身產生攻擊或排除的，就是剛才說過的依附關係。依附關係穩定的人較容易抑制對他人的過度異物反應。

如果是長期的交情，當然多少會有意見的不同。交往的時間越長久，距離越接近，也越會出現感覺不一致與不滿、反彈等的場面。

但是也有人能長期與同一個對象保持良好的夥伴關係。這麼幸運的人們，當然也會對人有異樣感或不滿。但是長年的共存關係使他們的寬容度增加，小小的反彈或不滿等異物反應，當下就會被吞噬。在承認有差異的同時，也能夠跨越這些問題而接受對方。這時候，穩定的依附關係就抑制著不把夥伴當成異物排除。

性關係的效用

心理免疫耐受的孕育期間主要是在嬰兒期，不過其實還有另一個重要的時期，那就是適合生殖的年齡。這個時期，人必須與本來是他人的異性為了生育孩子建立親密且穩定的關係。為了與他人保有親密的關係，對異物的厭惡感就會造成妨礙。

例如，接吻或是互相舔陰部的行為，都不太衛生吧？但是在做愛的時候，特別是與所愛的伴侶性交的時候，反而感覺到很歡喜。那是因為性興奮與愛情抑制了厭惡感的緣故。

擁抱或性的高潮，會升高催產素這種荷爾蒙的分泌，隨著良好的感覺，用愛憐與溫柔滿足了心靈。跟不太認識的對象也會半認真的說「我愛你」。因為性行為中，具備了對共享喜悅的對象產生安心感與信賴感的機制。

在健全的關係中，透過性的結合抑制了異物反應，成為支撐關係持續的原動力。只是，其中也有想要惡用這個機制的人。一旦有了肉體關係，心理的免疫耐受就成立了，簡直就像把備用鑰匙交給對方可以自由出入一樣。

認同與自體客體轉移

無論是對孩子的愛也好，對伴侶的愛也好，會成為對特定對象持續的愛，都是由於催產素產生依附情感造成的。一旦有了依附情感，對方就不是多數人中的一個人，而會成為特殊的存在。

但是，母親對孩子一心一意的時候也好，情侶對自己的對象著迷的時候也好，那是超越了生物學上的架構，與更高層次的精神作用相關。透過這個精神作用，即使在依附關係上多少有些不穩定，或是即使在肉體上對對方覺得厭煩了，愛情本身已經出現了陰影，關係還是容易持續。

在這個精神作用中，會出現忠誠義務感強烈、無法拋棄的性格；或是自己一個人感到很不安、認定自己不跟誰在一起就無法生存下去等等。前者是強迫型人格障礙，後者則是依賴型人格障礙，兩者都會形成孽緣。

還有一種在與他人的關係強化上有很大助力的精神作用，就是與自己「認同」與「自體客體轉移」。

所謂免疫，是排除非自己存在的一種機制。也就是說，**認同**是自己的東西就不會被視為異物，也不會被排除。

例如行使暴力的父親，即便是對自己有害的存在，也會當成他是在斥責不成熟的自己，是強大且正確的人物，反而會認同父親，透過模仿父親的行為，避免憎恨父親。

這個情形更進一步的發展，就是自體客體轉移。根據柯胡特（Heinz Kohut）的說法，自體客體轉移有兩種。第一種是「**鏡映轉移**」，對方就像是映在鏡子裡的另一個自己或是分割成雙胞胎一樣的感覺，認可對方「與自己一樣」，而特別看待。因為對方就是自己，所以沒有必要排除。陶醉的看著對方，也是自我陶醉。

第二種，是「**理想化轉移**」。在對方身上看到自己的理想，將對方看成與自己理想一致的人物特別看待。對方就是自己應該有的樣子。當然不需要排除，還能盡情的讚美陶醉。

幸好，即使是依附情感多少有些不穩定的女性，也可以得到變成母親的機會。懷孕時的胎兒是一個未知數，他未來的模樣只有茫然未知的可能性，因此母親很容易孕育夢想。一個人自言自語跟孩子說話，同時內心描繪的是母親的幻想，自己的孩子是自己的願望或理想反映出來的分身，可以稱為盲目自戀的心理免疫耐受，透過孩子讓她們忘記了所背負的不愉快或痛苦。

然而，母親若有嚴重的依附障害，或是對自己抱持否定看法，就無法順利產生與孩子的認同，會一直覺得孩子是異物，即使認同到某個程度，卻由於是跟自己類似的存在而對孩子抱著否定的想法。

發生虐嬰事件時，母親是把嬰兒當成折磨自己的異物。相較於照顧起來最辛苦的零歲時期，三、四歲時的虐待會增加，是因為現實中孩子開始有了自己的意志與個性，母親不再認同孩子是理想化的自己了。無法接受孩子變化的母親，認為那是背叛自己或者是孩子變質，所以轉過頭去想藉由排除異物來保護自己。

心理的免疫耐受若是有了破洞，拒絕反應變得很強烈也並不稀奇。

另一方面，成熟穩定的人，由於並不需要永遠依賴以孩子為基礎的自戀融合，在必要的時期可以全心照顧孩子，但是隨著必要性越來越淡薄也會開始尊重本人的主體性，接受孩子是一個獨立的人格。即使孩子表現出與父母不同的想法與性格，也能維持寬容繼續支持孩子。

愛的逆流

在大人的關係裡也一樣，認同或自體客體轉移帶來心理的免疫耐受，所以會創造出甜蜜的蜜月時期。然而這也是兩面刃，因為那只不過是自己把幻想強加在對方身上，早晚會面臨破滅的命運。

【尼采與華格納】

在作曲家華格納還沒有確立名聲的時候，尼采就為他的歌劇傾倒，並大力稱讚那是堪比希臘悲劇的新藝術。兩人急劇拉近距離，開始通信。但是尼采誤以為自己與華格納的關係是對等的友情，拿自己創作的樂曲請他看，卻遭到冷漠的回應，兩人的關係開始出問題。對華格納來說，只有自己的音樂才重要，尼采對他來說，除了讚賞者之外沒有其他意義，尼采受到侮辱很受傷，便與華格納絕交。兩人便因此彼此猜忌嫌惡，使攻擊戰擴大。

雖然尼采說「神已死」，但他畢竟是牧師的兒子，父親死後被熱心教育的媽媽強迫只能努力向學，尼采是神經質且嚴肅認真的優等生類型。另一方面，華格納從小在不知親生父親是誰的情況下長大，為達目的不擇手段，欺騙大好人對自己奉獻金錢，對自己樂團的指揮橫刀奪愛，讓指揮的妻子為自己生下孩子也不以為惡，是自戀的化身。兩人的人生標準與常識截然不同，在華格納的常識中，這個世界只有「天才華格納『以及其他』」，而那些「以及其他」的人只需要讚賞他、侍奉他就可以了。相較之下，尼采的常識則是在基督教的道德觀範圍之內。

發現自己想法有錯，對華格納的狂熱突然冷卻下來時，很快的，尼采心裡原本的異樣感變成了強烈的拒絕與憎恨。知道過去對華格納的奉獻與崇拜，完全只是被利用而已，他氣憤、無法原諒的想法使他怒火焚身。

回歸自戀

因為心理融合或自體客體轉移造成盲目自戀的，會發生於伴侶關係上。互相吸引，彼此相愛，互相尊敬的時候，會感覺到兩人之間共同擁有最重要的東西，彼此的存在也成為朝著希望或夢想前進的支持與原動力。

當感覺彼此是共享重要價值觀或是興趣、感覺的命運共同體時，伴侶就是與自己結合在一起難分難解的共同體，就算有許多不同點，只要把眼光朝著共同點，就不會被看成異物。

然而，當開始感覺到雙方並沒有共同擁有重要的東西時，心理融合或理想化轉移就解除了，也就失去了魔力。剩下的就只有醒目的「不同點」，是不愉快且難以忍受的異物。簡直不敢相信過去為何不當作問題，產生厭惡感和反彈，而且像滾雪球似的越滾越大。對伴侶的人際過敏很快到達難以共同生活的程度，一見面就要吵架或起衝突。要忍受這種冷淡的沉默，拒絕深入交往嗎？還是要違背心意附和對方，守著這個曖昧不清的感情？如果還是不能忍受的話，也只能分開或是保持距離生活。

【文學家安部公房與他的妻子】

對於以《壁》、《沙丘之女》、《第四間冰期》等，用超現實手法打造出獨自的文學，並以戲劇人身分活躍的安部公房來說，妻子真知子是理想的伴侶。曾在女子美術大學讀書的真知子，在數學上展露出特別才能，相較於對哲學書籍可以快速閱讀消化的安部來說，可以說是對照型的人物，擅長直覺能力與表現能力，是一位美麗的女性。這位深具魅力的社交型伴侶，使屬於孤獨思考家類型的安部拓展了社交層面，帶給他各種不同的刺激。還未發跡的時候自不用說，就算安部已經開始在各方面活躍起來，她也經常陪在身邊，比任何人都理解、支持丈夫的活動。

但是，自五十歲時開始，比起支持丈夫的角色，真知子的精神更傾向於追求自己的世界。對原本立志當畫家的真知子來說，那無疑是很自然流露的欲望。

然而對安部來說，他似乎無法接受妻子這樣的變化。妻子已經不是跟自己共享認同、喜悅與希望、不是給自己靈感的存在了，她開始追求自己獨立的夢想，變成了另一個藝術家。安部與真知子之間，逐漸開始產生隔閡，最後安部離開了東京的家，到箱根的別墅去生活。

IV 潰決與負面連鎖

接觸的次數增加

過敏症狀的發作原因，是由於抗原的因素以及緩衝抑制抗原的機制，兩者的均衡終於遭到破壞。

與抗原的接觸機會如果增加的話，過去原本無害的東西經常都會變成異物。此外，也會開始製造出許多抗體地雷，在發生小爆炸的當中誘發大爆炸，然後正式的過敏便發作了。異物的入侵除了反覆的襲擊之外，一次入侵許多異物也會升高過敏發作的風險。

乳製品也好、魚類貝類也好，在貧窮的年代這些東西都只會偶爾出現在餐桌上。時代變遷，每天都吃得到，致敏反應就容易發生了。對鮭魚卵過敏的孩子正在增加中，那很可能也是因為從小就吃迴轉壽司的機會增加造成的。

人際關係也是一樣。偶爾才見面，你能笑著說那就是他個性的特色，如果每天都要碰面，也有很多人會因而引發強烈的拒絕反應。

最近也有不少與退休後的丈夫關係惡化，終於演變成離婚的案例。大部分的妻子對於丈夫（抗原）已經發生致敏反應，產生心理抗體是很常見的狀況。退休後與丈夫的接觸時間急速增加，才會一口氣引發激烈的過敏反應。

一開始覺得他是很棒的人，但是某個時期開始逐漸產生異樣感或不愉快的感覺，即便如此仍繼續來往，期間增強了反彈與不信任，於是後來衝突急劇增加，終於形成難以忍受的厭惡或強烈的拒絕反應——這樣的案例真的很多。

小小的異樣感或不愉快的感覺在萌芽階段引發心理的致敏反應，在認知為異物的同時產生心理的抗體。一開始還只是潛在性的，但對方違反你心意的言行或令你不愉快的態度會成為導火線，誘發激烈的憤怒或拒絕反應。由於對方一直視為理所當然會被接受，因此對你的態度變化感到疑惑，而產生反彈。更進一步的增加異物性（抗原性），心理的抗體便越來越多，形成憤怒與攻擊、異物與拒絕的連鎖反應。

事不過三

即使引起一次的不愉快，但在其他點上還是有友善的感覺，只要不碰觸到致命的標準，睜一隻眼閉一隻眼的意識就會啟動，還不致於產生心理的過敏症狀。不過，所謂事不過三。同樣的麻煩要是一直重複發生，拜託或警告也都沒有要改善的樣子，抗原性會增強，就會發生致敏反應。已經有了致敏反應的情況時，人際過敏症就會發作。

【令人困擾的新人】

紀美子（化名）是一位三十來歲的女性，她在醫院擔任醫療事務的工作。責任感強、工作認真、過去遇到許多重大狀況也都能安然度過。然而這樣的她卻發生了一件令她困擾至極的事。

由於負責統整管理的資深主任退職了，平常的負擔增加，一位女性新進人員又讓事態惡化。這位新人很開朗健談，本來她認為是一個感覺不錯的女孩子。但是開始一起工作之後，發現她非常閒散，錯誤百出。如果去拿病歷的途中被委託其他工作時，她就會放下已經拿出來的病歷然後就忘了，重要的聯絡事項忘了傳達之類的事情不斷發生。

剛開始以為是還不習慣，所以指導了她防止出錯的辦法。她本人也很坦率老實的說「我以後會小心」，但是那只是嘴上說說而已，同樣的錯還是會再犯。教給她的方法也沒有實行，只憑自己的方式隨便做。每次只要發現有這樣的狀況，就覺得自己花時間去教她是很空虛的事，連指導她的意思都沒有了。

最近，可能也因為她已經習慣職場了，工作態度變得更隨便，錯誤也增加了。站在上司的立場，紀美子不得不去跟醫師還有病患道歉。然而新人本人卻完全不覺得有錯，得寸進尺的向周圍的人撒嬌。事務長或醫師還都說「來了個開朗的好人呢」。

最近只要看到她的臉就覺得討厭，聽到聲音就覺得一肚子火。淺眠、焦慮、心情也低落。她甚至煩惱，如果繼續僱用這位女性，她自己都想辭職了。

這個案例也是這樣，最初能容忍的困擾經過多次累積後，完全發展成人際過敏的症狀。一旦發作就很難共存，忍耐會造成持續的重大精神壓力。

引發激烈拒絕反應時

身體的過敏反應會使生活過得很不舒服，但是一般並不會攸關生死。然而，當中也會發生一種稱為全身性過敏反應的激烈拒絕反應。這樣的情況下，若不避免接觸抗原，就會攸關性命。

器官移植也是，若引發強烈的拒絕反應，就束手無策了。好不容易移植的器官被當成異物成為排除與攻擊的對象，引發壞死。共存，就已經成為不可能的事情。

人際過敏症也是一樣。即使開始發生人際過敏症狀，大部分的人都能藉由過去的信賴關係或理性的力量控制，並不會突然就出手排除或攻擊對方，會盡量容忍，讓它過去。但是，如果有更進一步不利的因素累積起來，終於會到達極限。一旦超過極限，會一下子失去用來抑制過敏的理性或依附的力量，引發一種使理性的力量也轉向，把排除跟攻擊往正當化的方向推進的逆轉現象。

產生與某個人無論如何都合不來的強烈過敏反應時，只能離開對方。一味忍耐會使傷害擴大，給每天的生活帶來障礙，身心健康都會受到威脅。

【判若兩人的妻子】

晃一（化名）是在大企業工作的技術人員，曾活躍於第一線，約在五年前獨立，現在以自營商身分承包工作。比他小五歲的妻子沙希（化名）在結婚前是百貨公司的銷售人員，有了孩子之後以家庭優先，盡心盡力當一個賢妻良母。

丈夫獨立之後，為了補貼因為季節造成的收入變動，沙希開始出去打工。在晃一因工作壓力得了憂鬱症時，也從無怨言的支持他，出去全職工作幫助家計。晃一由於經常需要去國外出差，孩子的問題也幾乎都是她一個人解決。而且，就連會計處理或出差的交通住宿準備，都是沙希在處理。

有一次，應該要預約好的飛機卻沒有買到票，國外的工作差點發生問題。事實上，是他們找的旅行社在安排上的疏忽，但是晃一卻十分憤怒，在電話裡把沙希痛罵一頓。

國外工作結束後，晃一隔了一個月回到家裡，家裡的樣子變得很奇怪。沙希既沒有像平常那樣出來迎接丈夫，也沒有說什麼慰勞的話，完全冷漠以對。房子裡也是散亂無章。晃一覺得很困惑，接著就是滿腔怒火，怒聲罵道：「難道你不知道我是多麼辛苦在工作嗎？」

於是，沙希露出可怕的表情，把一直以來的不滿全都吐露出來。然後丟下一句：「我不是你的奴隸！」就離家出走了。

過了很多天沙希都沒有回來，手機也不接。晃一氣過之後開始擔心起來。用手機追蹤的應用程式追查之後，確定妻子的手機還在同一個城市中。他帶著猶豫跑去看，房子裡走出一對牽著手感情看來很好的男女。

晃一不由得躲起來看，簡直不敢相信自己的眼睛。把頭靠在男人肩膀上的，毫無疑問就是自己的妻子，而且是他很久都沒有看過的撒嬌模樣。

晃一氣到不能控制，從後面追上兩人。他從後面抓住妻子，怒罵：「這是怎麼回事？」還逼問男人：「你對別人的老婆做什麼！」

沙希雖然一瞬間看起來很害怕，但是下一秒就甩開晃一的手，帶著憤恨的表情斬釘截鐵的說：「你才是！你想幹嘛？不要擺出一副老公的姿態，我再也不想看到你的臉！」晃一只能帶著悲慘的心情離開。

幾天後，沙希雖然回來了，卻一句話都不說，也不做家事。還是會擅自出門，高興的時候就跑出去跟男人見面。

自從那天以後，晃一不再對沙希說任何抱怨的話。因為他認為如果說了什麼，妻子就會惱羞成怒、離家出走。既然她還會回來，就表示還有希望。

然而，沙希就好像要把過去的忍耐都賺回來似的，家事跟孩子都丟給先生，盡情的伸展自己的翅膀。要是晃一為了怕招惹她什麼話都不說，她就會得意的找他說話，問他買來的衣服好不好看。但是，如果因為什麼緣故心情不好的時候，就完全不搭理人，很露骨的對晃一表現出厭惡的態度。

賢淑、堅忍，就像賢妻良母的模範一樣，對夫家付出的女性，一旦被迫負擔超過忍耐限度的事時，對丈夫或家庭會表現出激烈的拒絕反應，做出完全相反的行為，這種案例並不少。一般都認為這樣關係不可能修復，但是其中也有丈夫反省自己加諸於妻子身上的負擔，暫時容許她任性，在這當中慢慢恢復關係。

兩人都還年輕時，還能有性的需求時關係有可能修復，但是很難避免留下彼此之間的厭惡與不信任感。即使看起來像是和好了，一旦有了裂痕，最終關係還是很容易走向崩壞。

負面連鎖❶異物全面化

人際過敏一旦發生，會爆炸性的擴大反應，然後越來越惡化，負面的連鎖有四種模式。首先，對同一個抗原（人物）會更加過敏，即使與他接觸同樣的東西也會起激烈的反應。這種情形下，經常會發生的是，把原本只不過是一部分的異物全面化。

對一個人產生心理上的致敏反應後，過去一點都不在意的事情也會感到不舒服，開始有了拒絕反應。到最後會變得只要聯想到這個人都覺得不舒服。就連那個人的長處，也無法給予肯定的評價，覺得一切都是虛假的，會把長處跟短處連結在一起思考。

例如，過去曾經信賴的同事在背後批評你的做法，此事傳到你的耳朵裡了。你應該有遭到背叛的感覺吧。想到對方既然是那個意思，就開始用嚴格的眼光看待對方，過去原本不在意的態度或建議也都開始覺得很可疑。對他的抗拒感越來越強，而這個感覺一旦超過極限，就連過去認為是對方長處的責任感與正義感，都覺得是不知變通頭腦僵化，而感到厭惡。

某位女性覺得最近認識的一位男性很不錯，開始有了戀愛感情。然而，卻在時機還不到的時候，就被那位男性強迫要求發生性關係。女性因此幻滅，過去覺得很喜歡的親切態度或有趣的話題，都覺得是別有用心，於是無法再接受那位男性。

為了保護獨一無二的自己與僅有一次的人生，心理的免疫通常是以「一有疑慮就排除」的嚴格原則運作。因此，即使只是包含一點點引起強烈的抗拒感，也會使人變得整體都無法接受。

負面連鎖❷連環追撞

人際過敏會容易引發連鎖反應，是由於過敏性使行動的空間減少，因為有被逼到絕境的感覺，而採取了恐慌性行動。為了避免不舒服的事情發生，反而易於招來更不愉快的事情。

【越想避開就越避不開】

亞友美（化名）帶著孩子到超市，發現有三個同一所幼稚園孩子的媽媽們很開心的正在聊天。其中有一位她比較不喜歡的媽媽也混在其中，還好她們沒有發現亞友美，因此她想趕快買好東西就離開。

然而，她趕緊結帳完後尋找孩子，卻發現她正在離媽媽們很近的地方看扭蛋機。她雖然招手要孩子過來，但孩子卻完全不過來，沒辦法她只好喊出名字，但孩子還是不為所動，最後只好把孩子拉出店外，卻還是惶恐不安，不知道有沒有被媽媽們發現。

總算回到家之後，便說：「為什麼叫你不馬上過來！」狠狠的發洩在孩子身上。為了這件事懊悔，心情低落，就連晚餐也沒有心情準備，一直躺在床上。終於起來了，買回來的菜又被孩子擅自吃掉了。這下又讓她十分火大，對孩子大發脾氣。她討厭這樣的自己，於是又躺到床上去。

亞由美從孩提時代起，就一直避免與不擅長相處的人碰面。跟認識的人再見面，她也大多都會假裝沒發現就讓它過去。還會祈禱對方不要發現，對方從視線範圍消失才會鬆了口氣。

亞由美也無法對自己的父母親說真心話撒嬌。另一方面，她又希望父母認同她，希望討父母歡心的心情比別人還強，只想讓父母看到自己好的一面。雖然她擁有美貌，卻對真實的自己沒有自信，要是沒有把妝化得很完美，就沒辦法出門。

前面介紹的一連串事情，說到底，也是從不想跟不擅相處的人碰面開始的。有人際過敏症，對過敏的事想避免接觸，各種困難卻像連環追撞一樣發生了。

負面連鎖❸交叉反應

負面連鎖的第三種模式，就是過敏的對象逐漸擴大。

身體的過敏症狀本來是針對特定物質而有的特異反應，針對個別物質形成抗原。然而卻有很多免疫物質或免疫反應是共通的。它們各自經由不同的路徑在中途交叉，或是重疊在一起。因此對相似的物質，過敏就像火花似的很容易擴大開來。

有花粉症的人因蘋果等水果、或是大豆引發過敏的案例近年來一直增加。因為水果或大豆中含有與花粉的化學構造相似的物質，類似的物質被「誤認」為過敏原造成的。就像對白樺的花粉過敏的人，也對同樣屬於薔薇科的水果蘋果或櫻桃、草莓等引起口腔過敏，這個現象稱為交叉反應。一旦發生交叉反應，即使是誤認也會把該物質列入異物清單，無法再回到原來的樣子。

人際過敏症也是一樣，由於有一部分的特徵與已知的異物類似，就被判定為異物的情況頻繁發生。

例如，曾因為對虛張聲勢類型的人有過不好的記憶，當你嗅到類似的徵兆時，就很容易打開拒絕反應的開關。眼前這個人是個完全不同的人，但是由於態度自大傲慢的這種特徵，引發了你內心的免疫反應。

人際過敏亢進的情況下，會將只不過是條件一樣、但其實根本不相關的人一視同仁。例如，B與過去曾討厭的人物A同樣喜歡顏色花俏的領帶，只因為如此，就對完全不相干的B產生拒絕反應。聲音的音質或說話的方式等等，與B的本質毫無關係，也只是因為碰巧跟A重疊，就覺得厭惡而無法接受。更進一步的，就連B使用的東西或是喜歡的運動、音樂等興趣都會變得有反彈或厭惡的感覺。變成一種厭屋及烏的狀態。

負面連鎖❹與外來抗原結合

負面連鎖的第四個模式，就是與外來抗原結合產生的抗原變化。

例如，因為與討厭的東西結合了，導致對原本有好感的東西也開始有了不信任感。

【弄髒的教室】

彩子（化名）約從半年前開始上鋼琴課，教室的氣氛還有教課的老師她都非常喜歡。然而有一天，幾年前曾經在別的地方和她大吵一架的人出現在教室的接待處。過去討厭的感覺又甦醒，同時一想到那個人也會使用這個教室，是否也會讓同一個老師教，就突然覺得那裡被弄髒了，開始對教室和老師本身也產生了異樣的感覺——

朋友或孩子結婚，而你對那個配偶有不太喜歡的點，最後終於對朋友或孩子本人也疏遠了，這樣的案例也經常發生。因為就職或孩子出生等機緣，覺得境遇有變化的對方「變成別的世界的人」、「他變了」，而漸行漸遠的也並不少見。原本就有人際過敏的人，對對方的變化也會過敏。就算想勉強自己跟對方來往，反而會使自己更加痛苦。

像這樣，人際過敏症會將本來心裡接受的人也視為異物，結果又產生別的人際過敏症。

有人際過敏症的人，往往容易注意別人的缺點。因此即使有同樣的體驗也容易產生不滿或憤怒，容易出現否定的反應或攻擊式的因應。就結果而言，使負面的感情向周圍擴散。而對方也有人際過敏的情形時，只要一點點的否定或攻擊就會得到激烈的反應。

對自己本身的人際過敏

通常，身體的免疫系統會控制自己避免對自身產生排除或攻擊。然而即使是自己，身上如果有異物附著，或是跟異物很像的話，有時候也會被誤會成為被攻擊的對象。自己本身的一部分被當作是異物（抗原），製造出自我抗體。關節僵硬疼痛，風濕性關節炎或是分泌不出唾液的乾燥症候群等自我免疫疾病，是因為免疫耐受的機制有了破綻使自我抗體攻擊、破壞自己的身體而產生的病。

心理的免疫也可以視為同樣的狀況。無法信任自己應該最能信任的人，將他當成攻擊的對象來攻擊。家庭暴力可以說就是其中的一種。更進一步的連對自己都感覺厭惡，也會攻擊自己。

發生這種事情的最大原因，被認為是在更年幼的階段就應該要建立的心理免疫耐受度建立得不夠充分。與母親之間只有不夠穩定的依附關係，在培育安心感或自我肯定感的最初始階段遭受挫折的話，就容易對自己也有異樣感或自我否定感。

V 與發展障礙的關聯

「發展障礙」是風險因素

引發人際過敏症還有其他的因素。由於遺傳，神經過敏，或是容易焦慮不安，不擅長溝通，執著性強而欠缺柔軟性，無法順利與周圍的人協調的話，風險就會增高。

這種狀態的代表，就是自閉症光譜或注意力缺乏／過動症等，所謂的發展障礙（也稱為神經發展障礙）。

這些發展障礙容易產生引發人際過敏的原因，雖然也是來自這些個體本身的特性，但也是因為若有這樣的特性，往往會被周圍的人看成「異物」，而遭遇到虐待或霸凌、被同儕排擠等經驗。

只是，即便同樣是因為遺傳、天生的因素，也會由於當事人面臨的不同境遇，有些人會有嚴重的人際過敏，也有人可以免除。依附情感的穩定性被認為在某種程度上可以緩衝這些不利因素，但相反的若有依附障礙，則人際過敏的發作風險就會加倍。

自閉症光譜與孤獨的夢想家

自閉症光譜是指有自閉症或與自閉症擁有共同特徵的症候群，神經過敏、受到規律的行動與興趣束縛的傾向。因為跟他人很難有相互且柔軟的交往，有人際關係或溝通不良等特徵。

在出生後就很難與人視線相交，表情或反應有貧乏的傾向，通常在出生後九個月左右起被發現。母親再怎麼用指頭引導他的視線，企圖吸引注意，他也不會去看。「共同的注意」與共同的興趣相關，會更進一步發展到心情的共享，因此若無法與他人有共同的注意，就很難產生興趣或心情的共享。

通常滿四歲時，就會培育站在對方的立場推測對方心情的「心之理論」的能力，但是自閉症光譜的孩子在這一點上緩慢許多。即使長大了，也無法順利與人分享興趣或心情。跟不上周圍人關注的東西而被拋下，因為不了解對方的心情而有白目的反應，很多時候明明沒有惡意卻造成別人的不愉快，導致身旁的人憤怒。

自閉症光譜是因為各種因素引起的症候群，遺傳的因素也很多種。有些是與形成依附關係很重要的催產素其受體遺傳基因突變有關，也有些被認為是抑制焦慮或興奮的GABA這種傳導物質的受體遺傳基因的突變有關。也有些是以其他的遺傳基因突變而產生社會性失樂症（跟他人相處很難感覺到快樂的體質）為基礎的。

只是，之後會敘述的盧特（Michael Rutter）等人的研究，發現這與「因顯著的忽略所造成的自閉症」會產生很難區分的狀態，於是環境因素的角色也被重新看待。

有很多是因為父母有同樣傾向，於是在養育上大多是無自覺的忽略或沒有同理心。也就是遺傳因素與養育因素造成相乘效果。

不論什麼原因，自閉症的人神經過敏且非常焦慮，共同點是跟人在一起的痛苦多於喜悅。此外，對他人的視線活動或表情、動作等社會性訊號（成為線索的訊號）的反應或因應性也較弱。

對自閉症光譜的人來說，周圍的人用心電感應在談話就像是超能力一樣。自己只能理解用明確的語言所說的話，但周圍的人卻用一瞬間的眼神或言詞中微妙的抑揚頓挫、些微的動作交換彼此的暗號。理解這種微妙的差異對他們來說是最困難的事。

所以他們會感覺到與人相處惡劣的感覺多過愉悅，很容易遭到孤立或排擠。被看成是我行我素也罷了，還容易被看成很自私、沒有協調性、只做自己想做的事等誹謗他們。

對於興趣或心情的共享非常棘手，就是被周遭人看成「異物」的主要因素，這一點已經如前所述。由於受到周圍人的拒絕或責難，而深深種下對他人的抗拒感或恐懼感。如此一來與他人相處變得焦慮且痛苦，更難以與人分享興趣與心情，惡性循環一再重複，漸漸形成人際過敏症。

【尼采的故事】

哲學家尼采，從他的紀錄中流傳下來的成長過程或症狀來推測，應該就是所謂的亞斯伯格類型的自閉症光譜吧。

即使三歲了也一句話都不說，但是四歲的時候就開始讀書了。在會話上發展遲緩，但文字學習卻無礙的這種反差，就是在亞斯伯格型經常見到的特徵。

然而不幸的是，剛懂事時，他看到的是曾為牧師的父親逐漸崩壞的樣子。受到神經疾病的侵襲，從痙攣或顏面麻痺開始的病狀，逐漸進展成失去意識的發作或失語、失明、錯亂、難以忍的劇痛。恐怕是尼采本身也被傳染的病，神經性梅毒。這個恐怖的記憶一直糾纏著他，威脅了他的安全感。

即便不是如此，尼采也是個神經過敏，強烈不安的孩子。在寄宿學校的紀錄中，記載著他不斷因頭痛或胃炎這種身心不適症狀而缺席。他有幻聽，還會夢魘。

他喜歡幻想遊戲。他用人偶或錫兵隊伍、陶製的動物創造出的世界，是由「松鼠之王」有秩序的統治。即使到了九歲，尼采仍然不斷重覆著玩偶遊戲樂此不疲。

在這樣的不平衡下，儘管他有著過敏的一面，但成績仍出類拔萃。而且，他在詩與音樂方面展現出優秀的才華，被老師們視為「天才兒童」。斯巴達式的學校雖然沒有自由，但是對他這類型的人來說，卻比那些自由過度無秩序的學校更容易應付。

對很早就失去父親的尼采來說，幸好經常有母親在，可以繼續當他的庇護者。雖然還有一個女兒，但是她對兒子卻特別用心。母親很早就發現兒子的才華，幾乎把餘生所有的希望都放在兒子身上了。

母親還很年輕，可以離開婆家回到娘家去。但是為了孩子的將來，她卻選擇跟婆婆還有小姑在狹小的家中生活。母子生活的是面朝北邊的小房間，在那裡，母親幾乎寸步不離的教他讀書。經常都給他過於嚴苛的功課，如果他稍微懈怠，就會招來嚴厲的斥責。這個過強的期待束縛了過敏的少年，不可否認帶給他更辛苦的生活。

專攻古典語言的尼采，才華很快得到教授的認可，對他特別偏愛。然而在這個「天才」身上，有著不穩定與怪異感，同時擁有過高的自尊與過敏，他的思考與行動之間不斷出現反差。雖然他二十五歲就成為巴塞爾大學的教授，達到少有的成就，但是周遭的人很快就發現尼采教授跟一般人不太一樣。有人覺得他的舉止好像在演戲，像少女一樣有種不自然的感覺，又有一位女性則因為他不適當的對話而感到吃驚：尼采在晚餐會中談到自己做的夢，內容是他吃了蟾蜍。不用說，對方當然倒退三步。

就如同他學生時代熱衷於拜倫一樣，他非常憧憬更加自由奔放、英雄般的生存哲學。他也對華格納的歌劇感動，一時為之心醉。然而，尼采卻無法活得像拜倫或華格納那般。他的孤獨與笨拙很類似另一位他曾經狂熱過的悲觀主義哲學家叔本華。

雖然很年輕就當了教授，但是逐漸被周圍的人孤立，最後終於辭去工作，走進執筆寫作與隱遁的生活中。尼采能光靠寫作勉強維持生活，也是因為他當教授的時候有得到那麼一點年金的緣故。

ADHD注意力不足過動症

另一個代表性的發展障礙，是「注意力不足過動症」(ADHD)，具有缺乏注意力、過動、衝動特徵，這也是有多種原因造成的症候群。

遺傳因素的關係很大，但是受到虐待或是沒有得到充分的愛的孩子也被認為有很高的機率出現ADHD，這是在育幼院等兒童機構工作的人皆知的事。

與ADHD相關的遺傳基因種類繁多，但唯一得到實證的，就是「多巴胺受體D4」的多型性遺傳基因。有這個類型遺傳基因的人，比沒有的人更容易有ADHD。

不稱為「基因突變」而稱為「多型性遺傳基因」，就是因為擁有此基因的人口比例高達一成，可以認為是因為有利於生存。

擁有這種多型性遺傳基因的人，好奇心旺盛，比起抓緊現狀更喜歡新的冒險。對人或居住的場所依附感淡薄。遊牧民族中就有許多人有這種基因。不顧危險尋找新天地，為了延續生命開拓新機的特性，可以說在動亂的時代特別能發揮力量。

令人驚訝的是，擁有這種多型性遺傳基因的人，不只有ADHD，也很容易有依附障礙。除了依附情感淡薄的傾向以外，由於過動，也很容易成為虐待的對象，依附情感的形成也不容易。他們的父母大多也擁有同樣的多型性遺傳基因，使得依附的形成更容易頓挫。

ADHD的孩子在開始上學後，經常因為缺乏注意力而導致疏失或失敗，被父母或老師責備，往往也會被周遭的孩子們責難。這樣的體驗，透過反彈或反抗，有些會導致反社會行為，或是自我否定，或為了掩飾自己而走向依賴的行為。追根究柢，就是因為經由否定的體驗產生了對他人或自己的不信任，這也可以說就是人際過敏症。

【小王子對大人的不信任】

以《小王子》及《夜間飛行》等名作聞名的安東尼．聖修伯里，終其一生都顯示出強烈的ADHD特性。幼年時就完全不穩定，很不安分的動來動去，是個讓人束手無策愛亂來的孩子。他把房間弄得亂七八糟，碰過的東西都會壞掉，就算沒弄壞也會弄髒，是愛惡作劇的孩子。他在五個兄弟姐妹中排行老三，而且父親在他三歲時就過世了，母親又寵壞了他，把他養育成一個完全不受控制的孩子。

雖然被送到紀律嚴格的耶穌會系學校，但是他注意力散漫，很不懂得整理東西。笨拙且不安靜的他成績也不好，被當成問題兒童，這使他更加反抗。他後來明明去駕駛飛機，但其實他當時運動神經遲鈍，跳舞也很差，腳踏車也騎得不好。

母親想為自己完全不能適應的孩子盡力做些什麼，因此也考量他本人的意思，把他轉到瑞士學風自由的學校去。在那裡，少年重生了。成績提高，在文學上覺醒，表現出在詩與素描上的才華。在學科中最擅長的是法語，即便如此後來的世界級作家所寫的文章，曾經也是錯字連篇。

十二歲時，一個體驗決定了他的人生。他迷上當時開始受到注目的飛機，是因為在出入飛機倉庫的時候，別人讓他實際乘坐了飛機。話雖如此，當時還在第一次世界大戰之前，試坐的三台飛機中有兩台飛不了多遠就會墜落，畢竟不能說是安全的交通工具。但是他卻無法忘懷當時的感動。他以海軍菁英學校為目標卻遭受到挫折，在二十一歲時服兵役，就選了航空隊為志願。然而要成為獨當一面的飛行員，在當時並非易事。母親於是花費鉅款，付出高額的訓練費用讓他在民間的航空公司受訓。

好不容易取得飛行員資格，他一心只想開飛機，輾轉尋求機會。但是他本來就是一個注意力不集中且笨拙的人。所以也曾經發生致命的操縱失誤：在剛剛離地後就從九十公尺高空墜落，飛機損壞，傷勢嚴重。即便如此，他還是為了尋找飛行員的工作，在全世界流浪。他主要操縱的是郵務飛機。在北非的沙漠或大西洋、南美的安地斯上空孤獨的飛行對他來說，都比在巴黎的社交界或都市中生活更強烈地吸引他。

他所寫的「人生當中唯一遺憾的事，就是長大成人」。他跟許多ADHD類型的人一樣，永遠無法忘懷那顆天真爛漫的赤子之心。對他這樣的人來說，充滿欲望的成人世界，或許真的不是一個很舒服自在的居所。

聖修伯里也沒有什麼異性緣。第一位與他訂婚的路易絲・德威爾摩蘭後來悔婚，而他後來的妻子康斯耶羅非常浪費，也不能說是位誠實的女性。他後來也漸漸對妻子失去關心。為了逃避因為意外造成的腰痛後遺症與全身疼痛，他慢慢開始對酒精上癮。晚年他常說想為了祖國而死，再次開飛機是他活著唯一的希望。在他心裡的某處，或許是為了逃避人際過敏，才會一直嚮往著天空。

每次都撿回一命，運氣很好的聖修伯里，他乘坐的飛機卻在第二次世界大戰中，在地中海上空失去了訊息。

第四章

4

進入核心——依附障礙

如果把所有的他人都當成異物，陸續攻擊、排除，社會生活很快就會走投無路。

因此人心可以容許小小的反彈或不信任。

其基礎就在於與養育你的人之間的「依附」這種特別的關係，直指人際過敏症的核心。

第三章說明依附情感對抑制人際過敏達到的效果，以及人際過敏的人多被認為有依附障礙。

依附與「免疫耐受」有許多相似點。對自己本身，或對出生時就已經存在於自己體內的東西，會產生免疫耐受，為了抑制將它們當成異物排除的免疫反應，小時候能與養育者建立穩定依附關係的人，不只能接受最真實的自己，還能夠接受支持自己的夥伴把他們當作自己人。但另一方面，對於可能對自己有害的人，就會保持適當的距離，或是也能加以攻擊。

然而依附關係不穩定的人，即使是那些對自己有必要存在的人或幫助自己的人，也會拒絕他們接近，或是攻擊他們。但是卻沒想到他們會輕易接近或仰賴危險的人物。此外，他們會用否定的態度看待自己，對自己有異樣感，有時候還會自己攻擊自己、破壞自己。

依附障礙是因為到依附關係形成的一歲半為止，都無法與養育者之間形成穩定的依附情感、或一度形成但依附的對象消失了，養育者無法發揮「安全基地」的功能而造成的。因為這個結果產生不穩定的依附關係，如果沒有適切的因應，長大成人後也會持續下去。

在本章中，我們希望能讓各位對人際過敏中扮演中心角色的「依附障礙」有更深的了解。

I「依附關係」的發現與實證

用糖果與鞭子可以形成人格嗎？

過去曾經在精神醫學上擁有巨大影響力的兩大勢力，精神分析學派與心理學行為主義學派，都認為母親與孩子的連結是透過母乳及照顧所產生的附屬品。兩種勢力都認為，母親的任務即便不是母親也可以做到，而母親「無條件的愛」反而會使孩子沒出息。到了行動主義心理學，甚至斷言，比起母親，透過更合理、更理想的養育，可以培育出更優秀的孩子。

心理學行為主義學派的開山祖師約翰・華生（John B. Watson）說，不久的未來，嬰兒脫離父母親、而在「嬰兒農場」中養育長大的日子將會來臨，因為哭了所以馬上去抱去哄是愚蠢至極的事，強調為了培育出更堅強的孩子，要分別使用糖果（報酬）與鞭子（懲罰）。

為了實證這一點，華生進行的是惡名昭彰的「小艾伯特」實驗。他讓才出生十一個月的艾伯特看一隻老鼠。小艾伯特的表情很開心，打算伸手去摸。這時候他用槌子敲打垂在他耳邊的鐵棍，發出刺耳的聲音，小艾伯特嚇得哭出來。重複幾次同樣的操作之後，小艾伯特只要看到老鼠就覺得害怕，開始哭泣。這是透過有條件的操作，讓他變得害怕老鼠。

若使用同樣的方法，很輕易的就能讓人減少某些行為或增加某些行為，就連人格也可以按你所想的形成，這是華生的主張。

實際上，受到行為主義影響的養育法或保育法，以美國為中心滲透得相當深，日本也受到影響所及。即便到了最近，某些腦筋古板的專家或教育者，都還把這樣的想法當成金科玉律信奉。

現實中，也有以「理想的兒童教育」為目標的「社會實驗」。其代表就是以色列的集體農場「兒童之家」中所行使的養育方法。孩子一過新生兒時期就離開母親，日夜都由專門的保母人員照顧。他們期待這樣能培育出獨立自主的優秀孩子，然而現實中卻以悲慘的失敗告終。這些孩子在幼兒期的情緒不安定及人際關係的問題很明顯，這樣的傾向到了成人之後仍然持續。影響特別強的是那些不分晝夜都離開父母接受他人照顧的孩子。任誰都看得出來是明顯的失敗，因此他們的做法逐漸修正，就算在兒童之家受到照顧，到了晚上也要回到自己家中與父母親度過。

母親照料的重要性

在吉布茨（Kibbutz，即前述之集體農場的兒童之家）淒慘的失敗傳開之前，就有一些人對於精神分析學派與行為主義學派的理論抱持懷疑，察覺到母親照顧的重要性。這些先驅者，就是第二章介紹過的沙地，並由威尼科特（Donald Wood Winnicot）及鮑比等人研究。雖然他們都是英國人，但是所幸精神分析學派或行為主義心理學並不像美國滲透得如此之深。

威尼科特與鮑比都是學習精神分析的醫師，也有參與過兒童問題的經驗。當時正在大戰中，為了讓孩子免於戰爭災難，有很多地方只能疏散孩童，因而產生了許多問題。威尼科特在這些疏散兒童生活的住宿設施中擔任輔導時，發現問題明顯的案例都與父母之間的關係有困難有關、或是幼年時期得到的愛不夠充足所產生。

威尼科特發現不只是孩子們，慢性憂鬱或為自我不完全感到煩惱的大人們也是一樣，都是在嬰幼兒期沒有得到母親的愛。於是他認為，要發展穩定的自我，不可欠缺的是母親最優先回應孩子需求的嬰幼兒時期，母親奉獻式的關懷稱為「母性的專注」。此外，母親懷抱幼兒、支持幼兒的照顧就稱為「護持」，都是為孩子身心發展及穩定所必需的。這兩者不充分的時候，孩子就無法培養出確定的安心感或「真正的自我」，帶著「虛偽的自己」而感到痛苦。

當時要發表這樣的看法是相當需要勇氣的一件事，對威尼科特來說，他個人也很痛苦。因為為他做精神分析訓練的梅蘭妮・克萊因的立場是認為佛洛伊德的精神分析也直接適用於孩子，重視孩子心中的幻想更甚於現實中母親的關愛。克萊因不但幫忙威尼科特寫論文，還把自己女兒的分析都交給他，對他有很深的信賴。然而威尼科特也並不想欺騙自己的信念。

依附關係的發現

另一方面，鮑比最初的論文是關於犯了竊盜罪的非行少年。二十四個竊盜少年全都是沒有母親或是嚐過母愛嚴重不足的滋味，他開始著眼於母親角色的重要性。讓他轉為確信的，是針對戰爭孤兒與疏散兒童的研究。失去母親的孩子們，呈現出發展與成長的遲緩、情緒不穩定、行為問題等嚴重的狀況。

以累積而成的事實為本，鮑比進行了被剝奪母愛會帶給孩子深刻影響的報告。然而他的發現大幅偏離精神分析學派與行為主義學派的理論，受到了嘲笑與批判。因為當時的看法認為那不是因為母親的缺席或喪失，應該只是單純的照顧與保護不足的結果。

受到這樣的批判，鮑比被迫必須找出更科學的證據來證明孩子與母親的連結擁有其他養育者的照料所不能彌補的要素。在這當中他注意到的是，母親與年幼的孩子之間的強大連結，是撫養孩子的動物——特別是具備社會性的動物廣泛共同擁有的構造。於是，這個生物學上的構造，就開始被稱為依附關係。

究竟母子之間的連結，除了營養或保護這種實際利益的報酬以外，還有什麼關係呢？打開這個問題的決定性突破點的，可以說就是美國的心理學者哈里．哈洛。

證明依附關係的存在——小猴子的實驗

當時哈洛是實驗心理學的年輕學者，但是他窮得沒辦法利用當時流行的動物實驗法。

雖然在大學裡得到職位，但是他並沒有拿到滿意的實驗室，也沒有經費買實驗用的動物。既然如此，就自己動手養殖不就好了？這個魯莽的想法，卻帶給他意想不到的發現。

哈洛跟學生們開始飼育剛出生的小猴子。哈洛最害怕的就是傳染病。因此他把小猴子一隻隻分別放在不同的籠子裡飼養。給他們充分的營養，保護他們不會得到傳染病，養育得很健康。但是很明顯的，小猴子們的樣子很奇怪。

小猴子缺乏該有的生氣與好奇心，只是很陰鬱、茫然的坐著。一直呆呆的看著遠方，重覆著搖晃身體或是吸吮大拇指。把成長之後的小猴子跟其他猴子放在一起，他們便表現出強烈的不安與抗拒反應。

是哪裡做錯了呢？解開這個問題最初的線索，是小猴子們表現出來的奇怪行動。為了緩和地板的寒氣，他們在地上鋪了布尿布，但是猴子們卻對這個布尿布顯示出異常的執著。抱著尿布不想放開，或是想要用布卷著身體。即使抱起來牠們也不放手，必須連尿布一起拖走。

哈洛開始思考，那塊布會不會就是母親的代替品。於是他就想到了那個有名的實驗。

哈洛製作了兩種母猴子的玩偶。一個是用鐵絲做的，雖然刺刺的，但是上面裝著奶瓶。而另一個雖然沒有奶瓶，卻卷上柔軟的布。如果依照過去母與子的連結是來自於哺乳的想法，小猴子應該會對拿著奶瓶的母猴子玩偶顯示出依附情感，在它身邊停留的時間也應該會比較長。

然而實際上開始實驗之後，小猴子們在卷著柔軟布的玩偶旁度過的時間卻是壓倒性的長。不只如此，為了打掃房間讓玩偶只是短時間「消失」也使牠們恐慌，為了想找出玩偶到處徘徊。害怕什麼的時候，就會立刻飛奔到那個玩偶身邊抱住它。

與此對照，即便再怎麼具備哺乳功能，對於刺刺的鐵絲母猴玩偶，小猴子們完全沒有興趣。因為依附情感的形成並不是由於授乳的功能，柔軟的身體接觸更為重要。

甚至還發生了一件很有意思的事。由於來不及製作母猴的臉，因此最初就只有一張平板的臉孔。到了中途做出了有眼睛和鼻子的臉，小猴子卻發出尖叫悲鳴顯示出抗拒反應，過了一會雖然還是抱住了母猴玩偶，卻把臉轉了一百八十度，讓沒有臉孔的那面朝向前方。無論修正幾次，小猴子還是重複做著同樣的事。

對小猴子來說，重要的是要與牠最初所認識的母親長得一樣。依附情感是對特定的人培養出來的情感牽絆，得了一個強而有力的事實證據。

更進一步的，他們還觀察到這樣的情況。若在打掃房間的時候，把母猴玩偶移到外面，小猴子就會拼命想辦法要看母猴的樣子。而那道窗子則設了解開拼圖就能打開的機關。為了想看母猴一眼，小猴子會一直拼命去解開那個拼圖。這樣的光景總讓人覺得很可憐。即使是玩偶，小猴子仍一直執著於給予牠柔軟懷抱的存在。這不是依附情感又是什麼呢？

哈洛的實驗，使鮑比倡導的理論在猴子身上得到證實。會讓小猴子對母猴產生依附情感的原動力的，是超過營養的擁抱與穩定。但是，事實上母性的本質，似乎並非僅止於此。會這麼說，是因為雖然小猴子在鐵絲的母親身旁無法正常的成長，但是在布偶母親的身旁長大的小猴子，也被認為有明顯的異常。

被鐵絲母親養育長大的小猴子，以驚人的氣勢搖晃身體，反覆進行啃咬、自殘的行為或常同行為（反覆著同樣的單調行為）。然而在布偶母親身旁長大的小猴子，樣子也明顯的奇怪。數小時都以奇妙的扭捏姿勢坐著、縮在籠子的一隅，彷彿什麼知覺都沒有。對外界毫不關心，跟其他的猴子在一起時，就表現出非社會性以及對其他的猴子感到強烈的不安。

被拋棄的孩子們

與這個酷似的狀態，在人類的孩子身上也已經有了報告。在維也納出生，因為受納粹迫害而流亡活躍於美國的精神科醫生雷諾・史皮哲（Rene Spitz）用影片記錄離開母親在育幼院生活的嬰幼兒們異常的樣子。影片中拍下了把自己關在自己的世界裡，一直搖晃著身體，眼神茫然空虛的孩子，以及蜷縮在床墊上一動也不動，碰觸身體也毫無反應的孩子。一直反覆傷害自己的孩子，或是減少食量以致非常瘦弱、停止發展的孩子，都並不少見。

諷刺的是，比起設備先進完備的育幼院，在監獄育兒室長大的孩子遠遠健康得多，在發展上也很少有問題。會產生這樣的差異只有一個事實，那就是在監獄裡的育兒室中，是由母親來養育。一邊是失去了母親，被託付在育幼院的孩子們，給予充分的營養，衛生也處於良好管理的狀態，但儘管如此，仍有三分之一以上的孩子不滿兩歲就死亡。彷彿是失去了母親就等於失去了生存欲望似的。

即使能夠通過這個嚴苛的考驗生存下去，孩子們還會背負著更困難的障礙。而解開這個事實的，是英國的精神科醫師麥可・路特（Michael Rutter）等人的研究。鮑比的研究開端是在第二次世界大戰的時候，但路特等人則是在柏林圍牆倒塌的時候。在那個過程中，羅馬尼亞的西奧賽斯古政權垮台。由於國家的混亂造成大量的孤兒。孤兒院擠滿了孤兒，其中一部分來到英國作為養子女，但是他們明顯發生異常的問題。

路特等人將那些生於羅馬尼亞的孤兒，出生之後在育幼院待到六個月以上才接受領養來到英國的孩子們，以及在英國出生，六個月內就被領養的孩子們加以比較，同時在那之後追蹤他們長達十年以上。

羅馬尼亞的孤兒們，被認為發生嚴重問題的頻率很高。不只是依附情感不穩定，還有過動且缺乏注意力，或是發展惡劣。甚至無法與他人擁有相互的關係，關在自己的世界裡，表現出常同行為等與自閉症相似症狀的案例，經過認證達十二％。順道一提，在英國出生六個月內便成為養子女的孩子身上，這樣的案例一個都沒有。

所謂的母性本質

育幼院的工作人員就算很熱心照顧孩子，也無法充分代替母親。

在育幼院養育的最大問題是，照顧的人會替換。不只是每八個小時換班而已，還會有轉勤或人員調動。跟一直都由同一個母親二十四小時持續的照顧有決定性的不同。

只是，雖然因為一直陪伴在身邊或擁抱而強化了與母親的情感牽絆，但依附的研究者們還發現了超越這些的現象。例如，也是鮑比的共同研究者瑪麗・愛因斯沃斯（Mary Ainsworth）在烏干達的村落觀察育兒狀況時發現，儘管授乳或擁抱是共同進行的，孩子只有對特定的存在，也就是母親，表現出特別的連結與安心感。也就是說，如果只是一直陪在身邊授乳或擁抱，也不可能變成母親的替代品。

那麼，究竟是什麼原因，孩子才會把母親看成是特別的庇護者呢？

愛因斯沃斯在觀察母親與「母親之外的人」的照顧時，找出了區分兩者的決定性要素，就是回應性的不同。母親會不斷注意孩子的哭聲或表情，只要感覺到自己孩子有一點點奇怪，就會抱抱他，或是哄哄他。其他的大人即使以一般的標準來說是很親切溫柔的人，也無法期待他們能夠不論何時都看著孩子，一有異狀就立刻伸出手來，回應孩子的要求。

在這樣的意義下，布做的母猴也失去資格。雖然它提供了一個舒服的感覺，但是它不會回抱、也不會幫孩子整理毛、不會跟孩子對看、也不會出聲、不會搖搖孩子。

因此，他們又加了點工夫。把母猴玩偶從天花板上用繩子垂下來，讓它搖搖晃晃。小猴子一動，母猴玩偶也會動。小猴子動作大，母猴的動作也會大。於是，只是加上這樣的機關，不停地搖晃身體還有自殘自慰的行為，以及對外界沒有興趣、沒有反應、縮在一角的狀況通通都沒有了。小猴子不只是沒有了奇怪的行為且穩定下來，還開始變得很有元氣很活潑的動來動去，求知的好奇心或神經系統的發展也都明顯變好了。

真正的母猴子一定會用更多各種形式來回應小猴子。因此他們又把雌犬跟六隻小猴子放在一起飼養。於是，儘管雌犬無法像母猴那樣無微不至的照顧，但是跟玩偶母親在一起長大的小猴比起來，小猴子的發展要好得太多。其中對外界的興趣或社會性的發展更是特別優越。

人類的孩子也是，活潑的回應性可以促進依附關係的形成，是已經得到證實的事。母親不只是給予一個舒服的場所，也由於迅速的回應與照料，永遠都會守護著自己的安心感，在逐漸形成依附的時候，讓孩子得到「安全基地」，才會對外界有積極的關心，走向外界。

II「依附障礙」對人際過敏的影響

依附關係不穩定的類型

長久以來一直認為，只有遭到父母拋棄或是受到虐待的案例才會產生依附障礙。然而隨著研究的進展，發現有三分之一的幼兒對母親表現出不穩定的依附關係。而且，整體來說有近一成的幼兒被認定具有受虐待孩童特有的混亂依附關係。更甚至，這些顯示出不穩定依附關係的孩子的比例，越是到了近代比例就越高。

我們在第二章也提到過，不穩定的依附關係可以大致分為不論有沒有母親都毫不關心的「迴避型」；母親一旦不在就極度不安，再見面也不會表現得很開心，對於擁抱也會報以抵抗或憤怒，就可以歸類為「抵抗型／矛盾型」（焦慮型）。更進一步，這兩者都混入無秩序的，也可以研判為「無秩序型」（混亂型）。

無秩序型孩子的背景多為虐待，但是當他們從幼兒期進入兒童期時，就會轉移成控制父母的「控制型」。原本對無法預測的風暴只能束手無策任憑宰割，後來開始變得會一面觀察風暴發生的預兆，並且為了避免風暴討好父母，或是反過來讓父母困擾，以便控制父母。

迴避型或抵抗、矛盾型，以及從無秩序型發展成的控制型。會變成哪一種型，雖然遺傳因素有影響，但養育因素的影響也很大。從幼兒期到兒童期可以看得到的這些不穩定的依附關係，在那之後會慢慢分化成帶著特有的偏頗人際關係模式。而依後來的遭遇、體驗，有些人會發展成人際過敏症，也有些會轉變成穩定的依附關係，免於引發人際過敏。

再來，我們要看看依附障礙的各種類型所伴隨的人際過敏特徵，以及形成的過程。

迴避型的脫離依附

依附形成到某種程度時，母親一旦不在，孩子就會哭喊著要找母親，到處尋找。找了幾天母親都沒有回來的話，孩子就會變得抑鬱，對周遭的人不理不睬，把自己關在自己的世界裡。食慾低落、對任何事都不關心，對別人的安慰也沒有反應。

這樣的狀態持續一陣子之後，孩子為了生存下去，就會選擇遺忘對母親的愛。於是，曾經那麼強烈的執著消失了，即使母親再出現，他也沒有興趣。這就是脫離依附的狀態，脫離依附造成的心理傷害，可以說是產生迴避型依附障礙的重要原因之一。

與母親離別，是連生存都會出現危機的一件大事。如果是因為有依附情感，才會嚐到那麼痛苦的滋味，那麼即使變得膽小，不敢再對特定的人物有強烈的追求，任何人也無法苛責吧。

可是，就算因為離別而嚐到脫離依附的滋味，如果可以透過其他的養育者將這樣的傷痕充分彌補的話，有時候也能表現出安定型的依附。如果無法充分彌補到那個程度，有時就會顯示出對依附焦慮強烈的抵抗／矛盾型。會走上哪一條路，跟遺傳因素也有關係。

即使沒有與養育者分離，在擁有過敏素質的情況下，母親對孩子的感情或表情反應貧乏，督促或回應不足的話，孩子也有很高的比例會顯示出迴避型。不再期待對方的反應，對周圍也不關心，也不會主動回應對方。相反的即使擁有同樣的素質，如果母親反應活潑的話，也會顯示出安定的愛。

迴避型的人，對他人的依附之所以淡薄，有可能是因為脫離依附的痛苦留下的傷痕，也有可能是「適應」反應貧乏的父母之後的結果。這類型的人，從一開始就不喜歡與人交往，對方接近就感覺不舒服，想藉由保持距離來保護自己的世界。因此雖然容易孤立，但是如果又被人傷害而有不愉快的體驗，迴避的傾向會更進一步強化，朝向迴避親密關係的方向去。放棄與人分享情感，藉由關閉心房或是冰凍起來以免傷害自己。就算表現得很社交的時候，由於很難打開心房建立彼此互信的關係，活動性高、性活動旺盛的時期一旦過去，很容易逐漸增加孤獨感。

為人際過敏而痛苦的迴避型人當中，有不少是哲學家或作家。在社會中最難以生存的這類型的人來說，這是少數能夠給予他們社會上的立足點的職業吧。

夏目漱石在出生之後不久就托給人養育，雖然曾經帶回來一次，但是一歲半時又當了別人家的養子，直到過了七歲都在那裡生活。後來雖然由於養父母關係惡化，不得已回到自己的家，但卻被當成多餘的人，對自己的親生父母一點也不親。養父母家與原生家庭之間又發生復籍與否的爭端，讓漱石嚐到很沒有面子的滋味。

此外，芥川龍之介在只有七個月大的時候，由於母親的精神病發作，被帶回母親的娘家養育，由伯母養大。就如他描述對母親「從來沒有感覺過像母親一樣的親近感」一樣，似乎沒有形成像是依附情感的東西。

兩位都是一生被孤獨的陰影糾纏，為自我不完全感而苦。對他人的惡意十分敏感，也多為人際關係的麻煩感到焦躁。兩人都受到茫然不安及精神病狀態的痛苦折磨。

漱石對妻子及孩子幾乎毫不關心，一旦觸怒他就立刻大聲怒吼，斥責打罵。看他擔任英文老師時的照片，他的臉上面無表情得令人害怕。

芥川在自己孩子出生時，還在作品中寫下「這傢伙是為了什麼誕生到這世上來？」這句話。就連自己的存在都感到危險，當然不可能打從心底愛孩子，也不可能無條件肯定孩子的存在。

【心理學家哈洛的案例】

雖然哈洛對依附做出科學證明有重大貢獻，但是他自己也有討厭人類的部分，是屬於迴避型的人物。實際上他自己也嚐到愛情生活的悲哀。笨拙又倔強的性格，與人也多有摩擦，還嗜酒成癮。

他會成為迴避型的原因，與他孩提時代的體驗有關。坦白說，哈洛的成長中不怎麼受到父母關愛。四兄弟中排行老三，原本就不是很受注目的位子，但就像是落井下石似的，哈洛三歲的時候，二哥德爾馬得到結核性脊髓炎，這件事占據了雙親的心。

哈洛後來提到雙親時將他們理想化，但另一方面他也曾表達過一絲的不滿與悲哀。他回顧說，因為母親的愛被奪走了好幾成，使自己成了「孤獨的大人」。父母的生活方式也影響了他。因為屬於基督教的少數派系，在他們居住的城鎮也被孤立。比起和他人交際，父母對兒子的教育更加灌注全力，儘管生活貧苦，也讓四個兄弟都上了大學。長男羅伯特後來成為精神科醫師，哈洛則成為心理學家。

無法順利建立家庭，找到以工作為避難所的生存方式，哈洛會研究感情的牽絆，不知道是必然，還是命運的諷刺。恐怕是前者吧？

抵抗／矛盾型❶依賴與拒絕同存

產生抵抗／矛盾型的養育因素，包括母親的矛盾態度、暫時替換養育者、父親的關愛不足等。

所謂矛盾的態度，就是疼愛的時候跟放手的時候落差太大的相處方式。養育者暫時交換，是指例如母親因為出外工作或是入院等，將孩子交給祖父母，或是過去被照顧得很好的孩子突然被放到托兒所。原本依附情感就淡薄，就很容易強化成迴避型。

抵抗／矛盾型的人，到某個時點為止明明已經培育出依附關係，卻突然遭到剝奪，而感到強烈不安，想要牢牢抓住。感覺一旦分離就好像不會再見面的恐懼，只能哭泣喊叫，對丟下自己離去的對象感到憤怒。由於有這樣的受傷記憶，一遇到可以依賴的人，便一直受到對方可能會丟下自己離開的不安侵襲，同時也覺得憤怒。因而無法信任應該是自己最需要的人，還攻擊他，懷抱著這樣的矛盾心態。

帶著這樣傾向的矛盾型人際過敏症，呈現出「需要他人」與「攻擊」共存的樣貌。如果了解依附的機制，就會為了為何會產生這樣矛盾的反應感到痛苦吧。

【感覺遲鈍的丈夫與要求太多的妻子】

雅夫（化名）是一位很認真的自營商。有一次，他回家時看到妻子玖美（化名）的臉色很難看。於是他擔心地問：「怎麼了？」玫美卻似乎因為這句話而更焦躁，「這種事情還需要問嗎？」用激烈的口吻回答。

「幹嘛？妳那是什麼口氣？妳不說明我怎麼可能知道呢？」他不由得這樣回答，這時玫美就像是在等待雅夫反擊似的，把平日的不滿都丟出來，開始罵他。雅夫也失去了理性，把對妻子的不滿都爆發出來。這是他們常有的大吵。

這兩、三年來都是反覆持續冷戰好幾天的模式。雅夫縱然知道回嘴就會引爆，但玫美總是戳他的痛處，無法忍耐所以不由得引發戰端。

結婚十幾年了。兩人是自由戀愛結婚的，當初感情很好，也覺得個性很合。玫美有一點點神經質，很注重細節，對人很好但是不太會見機行事的雅夫來說，是可以互補的人。有不少事情都是因為玫美點出問題而得到幫助。只是，以雅夫的立場看來，玫美有些地方是過度擔憂，她的指點或建議經常讓他覺得相當多餘。

另一方面，玫美認為丈夫一點都不明白自己的辛苦，覺得自己的心情被蔑視了。丈夫的所作所為感覺都太遲鈍，最近他的每一句話甚至讓她感到焦躁或厭惡。

雖然覺得那乾脆分開好了，但是一旦想到要離婚又感覺很不安，很害怕失去現在的生活。冷靜下來思考，也有很仰賴丈夫的一面，如果失去了丈夫，在金錢上跟精神上自己都無法支持下去。

「怎麼了？」對丈夫這一句話會焦躁地回以：「你怎麼連這個都不知道？」可以說是最典型的矛盾型反應。明明是希望被關心、被溫柔對待，但實際上對方一旦想關心你，又會表現出冷漠拒絕的反應。矛盾型的反應其根本就在於希望能得到更多更多的愛。這樣的心情沒有得到滿足而產生憤怒，責備起對方，表現出拒絕反應。

在這種案例的情形下，我們探究背景的時候浮現出來的，是玫美自己的經歷。在不穩定的家庭環境中成長，感覺不到父母的愛，也無法跟父母親水乳交融。

於是她便在雅夫身上尋求這種代替父母的理想庇護者角色。在一個有規矩的家庭中長大，身為長男得到很多愛的雅夫，玫美會覺得他是個很耀眼的人。

然而即使得到一個外表上看起來很安定的家庭，玫美也覺得自己的心並沒有真正得到滿足。她對雅夫完美丈夫的角色過於要求，只要有一點不符合期待，就覺得生氣而責備他。如此一來，雅夫所象徵的家世或規矩反倒變成沉重的負荷，也會變成只看得到雅夫本身靠不住的地方和他的缺點。

抵抗／矛盾型❷養育者的否定言詞

抵抗／矛盾型的依附障礙，不會坦率的肯定他人，而是容易用找碴、批評或說壞話的方式表現。有這樣傾向的人，不少都是因為聽著父母這樣的言詞長大的。

【老是說壞話的父母】

從事專業工作的倫代（化名）剛滿四十歲。為了職場女同事冷淡的態度而煩惱。她們跟其他人相處起來都很溫柔，會討他們歡心，但是只有對倫代不但不說話，還感覺總是板著一張臉。

在之前的職場忍耐六年之後，一年前轉調到現在的職場來。她認為只有這裡才能發揮自己的專業，雖然通勤起來很遠而且不方便，她還是決定轉過來。

她認為女同事之所以會對她冷淡的開端，是因為她不知道要開車還是搭電車通勤，為此改來改去，在事務手續上花了很多時間。從那以後，她就很介意那個女同事，總覺得很焦慮。回想起來，也不只是這次，在之前的營業所工作的時候也是，所長及次長也曾經對她態度突然變得很冷淡。明明本來很好的，不知道怎麼了態度丕變。而她自己也是，一旦覺得討厭了，就會越來越討厭，自己覺得討厭，對方好像也討厭自己。

在她回想自己是不是有什麼地方在不知不覺間給了對方不愉快的印象時，就想到了幾項特別的行為傾向。

第一個就是拘泥於一定要正確。如果有錯或是跟既定的規則不同，就不能不管。一旦開始在意，就只注意這一點，無法容忍。

另一個就是批判或是不滿會脱口而出，周圍的人不太會説這些話。但是，如果發現別人沒有認真在做，或是遭受無理的對待時，她就無法沉默。

這麼説來，母親也是很愛發牢騷，總是愛抱怨。或許這點也傳染給自己了。把這件事告訴母親，母親就辯解說，因為也沒有其他人可以說了。父親會家暴、忽略、虐待等，什麼都有。而母親就把這些不滿都對孩子吐露。跟別人彼此惡言相向，就像是父親跟母親之間的溝通一樣，她從沒聽過他們稱讚別人。

因為是老么，所以比較受寵。不曾在團體間磨練過，因此置身於團體中感覺到很痛苦。與母親雖然相處得很好，但心理上很依賴她。夢到變老變小的母親，就覺得非常悲哀。

雖然也有人提相親，但是她哪個也不喜歡都拒絕了。前一陣子相親的對象，薪水比自己還少，也拒絕了。說實話，母親都會幫她做家事，現在的生活很輕鬆。想到自己得幫對方做，就覺得鬱悶。

一個人雖然不討厭，但是一直都一個人過下去也很辛苦。鄰居也有六十歲左右獨居的人，想到自己也會變成那樣就覺得有點憂鬱，可是又有不想結婚的感覺。

倫代的情況是用嚴格的眼光看別人，容易受到負面感覺束縛，但另一方面又很強烈的希望對方可以認同自己、接受自己。這是矛盾型的特徵。對於拒絕自己的人的態度感到焦慮，同時又強烈的希望對方接受自己，是看著雙親的臉色長大的人經常有的特徵。

我對倫代指出這一點，並說：「你可以不用去想得到女同事的認同，也不用想跟她感情融洽。」她本人也同意，後來，便告訴我：「從那之後我就不再看她的臉色、或是去討好她、勉強自己接近她了。想到不用跟她說話也無所謂的時候，就覺得輕鬆很多。」

抵抗／矛盾型❸以憎恨為形式的依附

依附情感，本來是跟有危險狀況的時候可以保護自己的人之間的情感。當不安升高，覺到危險的時候，就會靠近那個人，以求確保自己安全。對於依附的對象，會感覺到親近、安心及愛。

然而，那是在依附情感培育健全，並得以維持的情況下。

根據某項調查，年僅一歲半的孩子對只是稍稍拋下自己一會兒離開又再回來的母親，約有一成孩童不是露出親近安心的笑容，而是產生憤怒或抵抗的反應。只是離開幾分鐘也一樣。如果放下很多天，或是在慢性的淡漠之下長大，孩子會因為一直想要母親，而在心中種下憤怒與憎恨。當心裡裝滿憎恨時，會扼殺需要母親的心情。

矛盾型的人，如果更進一步有被拋棄、傷害的經驗，渴求的心情有多強，憎恨就會表現得有多強。人有時候會用憎恨的形式對依附的對象繼續執著下去。

從小時候就這樣自我平衡的人，即使平常很冷靜，看起來完全沒有問題，但只要想到父母的事心情就會紊亂，湧現否定的情感。內心總有個地方無法冷靜。心裡感覺到無法控制的憤怒或憎恨。就像沙地說的，憎恨就是遭到挫折的愛，或許不是與愛站在極端對立的一面，而是愛的一種表現。

【叔本華與母親】

哲學家叔本華，終生都對母親抱有強烈的恨意，這是眾所周知的事情。以女作家身分活躍的母親，雖然對社交和藝術有興趣，但是卻對養兒育女毫無興趣，經常把兒子放著不管。也難怪叔本華從小時候就表現出鬱鬱寡歡且神經質的性格。但是，他想要母親的心情很強烈，這樣的心情在他成長為青年之後也一直糾纏著他。然而每次讓他看到的，都是母親以自己的快樂享受優先於兒子。

看到她對一個與自己兒子年齡相仿的愛人無法自拔的樣子，叔本華終究難以忍受，把累積在心裡的話全都一吐為快。他說「就是妳把父親逼得自殺」。於是這一來萬事休矣。母親說要與兒子斷絕關係，主動宣告要離開家裡。兩人從此終生不曾再見。雖然母親曾經一度因為經濟上窮困潦倒而請求援助，但是兒子卻偏在這時候斷然拒絕。

重度人際過敏會產生的因素之一，就是依附情感受到很深的傷害，除了用憤怒與憎恨之外無法去愛人，形成彆扭、反面的依附情感。

抱著憤怒與憎恨的依附情感的人，越愛對方就越容易陷入憤怒與憎恨的兩難。自己也不知道自己在氣什麼、恨什麼，就這樣自己把應該最信任、最應該保護的安心根據地破壞殆盡。

有時候因為長年分開生活而對父母失去了依附情感，這是脫離依附。然而要到達那樣的狀態，就非得經過激烈的憤怒與憎恨的過程。而這些傷痕也必定會在心裡的某處留下痕跡。

抵抗／矛盾型❹父親的缺席

父親的缺席或是相處不足，都是產生矛盾型依附的原因。即使母親的關愛經常不足，或是不穩定，父親如果能彌補，還能夠保持平衡。然而若無法良好的彌補，孩子會體會到愛不夠充足的滋味，想要向母親要求一切，便容易呈現出抵抗／矛盾型的狀態。

核心家族化，使母子容易孤立的環境，不只給母親帶來很大的負擔，母親無法充分發揮功能時，替代功能沒有作用，也會給孩子直接帶來負面影響。

隨著孩子的成長，父親的任務也增加了。父親透過保護孩子、跟孩子遊戲等方式將孩子導向社會，同時也藉著阻隔在母親與孩子之間，阻礙了想要獨占母親的孩子無邊無際的欲望。與父親有穩定的依附關係，就比較容易跨越這個三角關係，幫助孩子不只擁有一對一的關係，也能開始能擁有三邊關係。

然而，若不能跨越一般稱為伊底帕斯關係的三角關係，孩子不只會拖著對父親的負面情感，還會感覺到三邊關係讓他很不舒服。總之，一對一的關係一旦有第三者進入，就會感覺到不必要的緊張，開始有想要排除那個第三者的想法。

母子緊密結合與作為「障礙物」父親配成一組的狀況，在現代也很常見。而且父親經常表現出折磨母親的舉動。孩子會默默的希望只要有母親在就好了，這樣的想法強化了對父親的不舒服感覺或緊張感。母親雖然訴說著對父親的不滿、卻不會完全拒絕父親，這樣優柔寡斷的態度，會使孩子更加焦慮。

被這個階段的問題拖住的人，對於權威的存在、父親的存在容易抱持著反彈與憎恨的態度。搞不好就連母親都被看成是有異心的人，與母親的依附關係也受傷，導致對全部的人類都有憤怒與不信任。也有人在找回背叛自己、不屬於自己的母親之時，為了貶低她，而去征服一個代替母親的女性，然後輕視她、再拋棄她，藉此達成自己的復仇目的。因為在他眼前看到的，是一個跟母親一樣「不能信任的女人」。

控制型❶付出一切的懷柔型

控制型，是被善變的父母虐待玩弄的無秩序型的孩子，隨著他們智慧的累積，會想辦法控制讓自己受苦的雙親。表現出父母覺得是乖孩子一般的行為來討好父母，也有相反的變成「壞孩子」或「生病的孩子」讓父母慌張，引起他們關心，以便操縱他們非得關懷自己的情況。這類型的人，會犧牲自己，扛下保護者的角色，或者是變成問題兒童或病人，來控制雙親，以預防家庭四分五裂。

控制型的一種，也稱為「懷柔型」。那就是討好不安定且不成熟的父母，擔任安慰或是保護者的角色，努力想讓父母穩定下來的類型。這種類型的人會認為，當父母處於不穩定的心理狀態或是夫婦吵架，都是因為自己的努力與犧牲不夠的緣故。經常看別人的臉色，盡力付出到強迫的地步。

這樣的相處方式在父母親之外的關係中也會再出現，就算把自己的事情拋到後面也非要付出不可。對他人奉獻，很重視他人的事，因此這樣的人內心的人際過敏不容易被發現。因為他一切的努力，說得好聽一點，都是為了跨越這個他潛藏在心底深處的人際過敏，說得不好聽一點，也可以說就是為了偽裝自己而奉獻。

【好孩子的代價】

亞紀（化名）是大家公認非常真誠力行的人，對人誠實，對自己嚴格，一直努力不懈怠的工作至今。也因為如此，工作也很成功，在男性優勢的社會中也得以出人頭地。

對自己這樣的生存方式開始有疑問，是在自己小心翼翼撫養長大的女兒因為偷竊而接受輔導的時候開始。亞紀的零用錢給得很充足，女兒完全沒必要偷竊。而且，在她重新檢視女兒的行為時，發現她跟交友網站認識的男人反覆進行賣春的行為。正因為一直認為自己把女兒養育得很好，亞紀受到很大的打擊。女兒只讓亞紀看到一個偽裝的「好孩子」的一面而已，很久都沒有跟她說過真心話了。

而且，就在這時候，沒想到自己最信賴、也是為了他一直工作到現在的上司誹謗中傷她，至今辛苦累積起來的成果好像一瞬間崩塌的感覺。連家庭都犧牲了，一直工作到現在卻突然覺得很空虛，到底是哪裡錯了，她不得不重新思考自己的人生方向。

亞紀的父親雖然工作很能幹，卻是個愛喝酒愛玩的人，而母親則是因為無法違逆父親，精神上有不穩定之處。母親偷偷啜泣時，亞紀總會安慰她，也曾經因為想對父親說教而挨揍。

雖說如此，父親還是很喜歡亞紀，亞紀要是考了好成績，父親就會很高興。於是她在心裡也總覺得自己應該要努力在父母之間撮合才行。

亞紀很同情母親，憎恨讓母親痛苦的父親，但另一方面，卻也對相較於脆弱的母親更有生活能力的父親有佩服之處。她一面幫忙家事，一面對自己訂下嚴格的目標，唸書也很努力。希望能讓母親輕鬆一點，同時也不希望自己像母親那樣，經濟生活必須仰賴丈夫。

那從孩提時代開始的想法，可以說決定了亞紀的人生哲學。而在職業生涯中她是成功的，經濟上也達成了自立。因為比起自己，她都以對方的心情和狀況為優先，使對方喜歡她、認同她。這種人生哲學，在商場上對成功很有幫助。然而自己本身的真實想法她卻棄之不顧。

於是，傷腦筋的是，她在不知不覺間也強迫女兒去接受這樣的人生哲學。表演一個優等生也好，把身體交給素昧平生的男人也好，乍看之下似乎是完全矛盾的，但實際上配合對方的心情表演一個偽裝的自己以求得認同，卻是相同的。

控制型❷目的只是為了支配的「懲罰型」

控制型的另一種類型，就是透過力量與懲罰來支配的，也稱為「懲罰型」。

這類型的人，即使演出偽裝的角色，也不太能得到周圍人的認可。因為自我犧牲也得不到回報，自尊更加受到傷害，便開始對人產生強烈的憎恨。結果就是，按照自己的意思操縱自己周圍的人，冷酷的壓榨、報復，藉此確定自己的優勢以得到滿足。逐漸變成只是利用心理操縱或是欺騙或暴力，按照自己的意思支配對方的目的。

對這類型的人來說，與他人共同的情感並不存在，只有支配才是他們滿足的泉源。自戀性人格障礙或反社會性人格障礙的人與他人的相處方式，就帶有這樣的特性。就算是配偶或自己的孩子，也只會是同樣的關係。

【被當成裝飾品的女性】

曾經當過模特兒的愛佳（化名）與聖陽（化名）是在五年前認識的。聖陽以三十多歲的年紀，擔任母親那一代創立的公司常務董事。出門乘著高級轎車，擁有可以不惜送幾十萬的名牌服飾或包包當禮物的經濟實力，他那一身衣冠楚楚的打扮，甚至那酷酷的態度，看起來都很有魅力。愛佳找不出拒絕聖陽求婚的理由。

但是，開始一起生活之後，她才發現丈夫令人意外的一面。看起來自信滿滿的聖陽，其實很自卑，在擔任會長的母親及當社長的大哥面前抬不起頭來。從小就被拿來跟優秀的哥哥比較，到現在母親還拿他當小孩子看待。想要炫耀自己的太太是美麗的模特兒出身，也讓人覺得是一種自卑的表現。

那時候她很愛聖陽，所以很同情他。但是，這樣的想法沒有持續很久。

開始覺得奇怪，是在發現懷孕之後不久的時候。是在某一天晚上丈夫求歡的時候發生的。因為孕吐還很嚴重實在沒有心情所以就拒絕了，沒想到他卻生氣發火，像半強暴似的跟她發生性行為。之後雖然向她道歉，也和好了，但是心裡卻覺得留下了疙瘩。

小孩順利出生之後，聖陽也很黏孩子的樣子，那時候的異樣感就變淡了。然而她錯了。當聖陽再度求歡的時候，她的身體開始抗拒。

愛佳以照顧孩子為藉口很早就上床，極力避免晚上跟聖陽兩人獨處。找不到藉口只能回應的時候，就感到十分痛苦。

更何況聖陽以前在床上的態度就很自我，因此愛佳的身體也曾經無法有好的反應。於是聖陽很不高興，對她的「冷感」表現出輕蔑的態度。頑強抗拒的話就會遭到暴力對待，痛罵她應該要盡到妻子的義務。也對她說過「我已經為這個付很多錢給妳了」。

愛佳不得不面對過去一直避免面對的事實。丈夫是不是為了彌補自卑感才選擇她來當作自己的「裝飾品」。

不知道從何時開始，夜晚變得很可怕，只要丈夫回家，她就全身緊張起來。終於她受不了這樣的生活，帶著孩子離家出走。於是丈夫把她的銀行戶頭跟信用卡都鎖起來了。

之後雖然愛佳還想再跟他談談，但是聖陽卻只是不停的咒罵她，實在無法跟他談下去。最後，有錢能使鬼推磨，他請了好幾個厲害的律師提起訴訟，要求她離婚並且交出孩子。

過度保護的環境也是原因

被過度保護，受到母親過度支配、管理長大的孩子，看得出下列的傾向。

1態度消極、不安感強烈。

2不懂得交朋友，無法妥善協調，或是過度迎合，很難建立穩定的關係。

3長大之後仍很依賴，不僅是重要的事情，就連小事都想依賴母親。

4就算有少數朋友或親近的人，也會過度依賴或束縛。

5對壓力或變化耐性很低，容易產生身心不適。還有無法自己突破問題。

6缺乏主體意願或興趣，缺乏自我主張，欠缺自信或霸氣。

母親把一切的軌道都鋪好了，過度保護孩子遠離一切毒害，使他們失去獲得對他人或社會生活的心靈免疫的機會。因此，對母親以外的人，都不太懂得要如何接受或是不知道要有必要的警戒心。迴避對方或是攻擊對方，結果卻很輕易的被危險的對象用花言巧語欺騙。結果就變得不信任人了。

從小就累積看清他人，打開心房或懂得警戒的經驗，是經營社會生活所必要的。過度保護或支配的養育，是在剝奪這樣的機會。

【詩人萩原朔太郎的故事】

以《吠月》等作品，為日本詩壇帶來一陣新風，被譽為「現代詩之父」的詩人萩原朔太郎，自己也承認自己討厭人。

他說「進城裡時也是，喝酒時也是，跟女人玩耍時也是，我經常都是一個人」，比起跟朋友在一起還得顧慮別人，「一個人的自由跟隨心所欲」對他來說比較輕鬆享受。

朔太郎在〈關於我的孤獨癖〉這篇短文中，描述自己生來就很神經質，加上虛弱的體質，「這種孤僻，我認為是萌芽自小時候就被培養得很任性」。在一個開業醫生家庭裡生為長男，他回首說「因為從小被寵著長大，關於與他人的社交，總是無法控制自己」，「而且我的個性古怪，從小學時代就跟其他同學不一樣，在學校只有我一個人受到排擠，總是被周遭的人用冰冷的敵意憎恨。想到學校時代的事，至今仍讓我感到一陣寒冷的厭惡感。甚至想要對當時的學生或老師一個一個展開報復，我一路被大家憎惡、欺凌、排擠。從小學到中學，我的學生時代，現在回想起來，是我的人生中最受到詛咒的憂鬱時代，簡直就像回憶一場惡夢。」他如此直言不諱的說。

對這樣的孩子來說，只會覺得學校就像是保護不了他的非法地帶。

「我躲在教室最角落，下課時間就躲在誰也看不到的運動場一角，靜靜的躲著。但是那些孩子王的小嘍囉們，一定會把我找出來，跟大家一起欺負我。我很早就懂得犯罪人的心理。避開他人的眼光，害怕東窗事發，永遠都惶恐不安到處逃跑的犯罪者心理，我小時候很早就已經體驗過了。」

以現在來說，他就是在社會性發展上有問題的孩子吧。對這樣的孩子來說，學校的經驗經常讓他們不愉快且充滿痛苦，一生都深深懷抱著人際過敏症。朔太郎的校園生活是連續的挫折，換了好幾所中學跟高中。

曾是醫生的父親似乎也有類似的傾向，不喜歡訪客，只在外面不在家裡跟人碰面。或許遺傳的因素也包含在內了吧。

除此之外，朔太郎還有另一個重大困難。從進入青年期的時候起，他就為強迫症而苦惱。對於有善意的對象，當他想說「我最愛的朋友！」的瞬間，卻會想到完全相反的「你這個混帳！」並且就脫口而出了。為了逃離這樣的不安，最後他就變得避免跟朋友來往了。

腦海一下子就浮現不道德的言詞，擔心自己是否會犯罪，或者是會不會已經犯了罪這種強迫觀念，大多是本性太認真，又受到叨念不休的教養，而過於壓抑自己真實想法的人。事實上，他們應該是最不會去害人的人，可是他們卻一直懷疑自己是不是會犯下這樣的錯而感覺到迫切的不安。

恰到好處的壓力使人茁壯

獼猴等動物也是一樣，孩子在小的時候，父母親完全不會攻擊孩子，會完全的接受孩子的慾望，滿足他們。在最初的階段給予孩子一段完全的滿足與安心的時期，似乎是不可欠缺的。

然而，並不是永遠去滿足孩子就好了。適度的壓力與刺激還是必要的。抱著母親不放的小猴子雖然要冒著也許會被母親甩落的危險，但是比起抱著雖然安全但卻完全不會動的玩偶母猴，發展會好得更多。適度的壓力是有正面作用的。

近年來被指出過敏增加的原因之一是由於過度清潔的環境。如果從小就生活在一個過度乾淨的環境裡，抑制不必要的免疫機制就不發達，因此容易引起過敏。

在抑制過敏的機制中擔任重要任務的是調節T細胞。對小時候接觸過的異物，調節T細胞會增加。這個調節T細胞擁有非常有趣的性質。就像和平國家的軍隊一樣，把不打仗當成他們的工作。不打仗就可以避免無用的拒絕反應。

容易引起過敏的人身上，這個調節T細胞正在減少。欠缺調節T細胞的情況下，會引發對自己身上的細胞的攻擊。也就是會使自我免疫疾病發作。

年幼的時期如果不太常被細菌感染，調節T細胞就不會充分增加，抑制免疫的機制就會變得不發達。重要的是，太衛生、小時候被保護得太好的話，身體就會學會對無害的異物也產生過敏的體質。

這跟在壓力太少、過度保護的環境下長大也容易有人際過敏是相通的。在心理無菌的環境下長大，就容易形成除了按照自己意思以外的東西就完全不能接受的潔癖。

在全家人睡通鋪也覺得理所當然的環境下生活長大的人，跟從小就睡在嬰兒床被隔離在小孩房、不太有機會跟其他孩子吵架和好的人；什麼都用遙控器按照自己意思操縱的環境下長大的人，這兩類人對接受他人為異物的感受度不同，也不是什麼不可思議的事吧。

恐懼．迴避型的混合型

抵抗／矛盾型的人若因為受到他人深深的傷害而有了強烈的人際過敏症，就會感覺到既希望被人接受、被愛，卻又無法信任他人、害怕被人拒絕、無法敞開心胸的強烈兩難的心情。抵抗／矛盾型又加上迴避型，就稱為恐懼．迴避型。

【文學家毛姆的故事】

以短篇小說的名家廣為人知，並且留下《人性枷鎖》及《月亮與六便士》這種充滿對人性深刻洞察的長篇作品的作家薩默塞特．毛姆，父親是活躍在巴黎的英國律師，母親在社交界以美貌為人稱頌。毛姆出生的時候，母親已經得了結核病，在他八歲時終於離開人世。

毛姆對母親的執著達到異常的地步，他一生都帶著失去母親的重大傷痛。根據毛姆的獨生女回憶，毛姆不只是經常把母親的照片放在枕頭邊，還一直保留著母親的長髮，有一次還給她看過。女兒為他對母親的思念感動，但同時也對此總覺得有一種毛骨悚然的異常感。

決定了毛姆的孤獨的，是在那兩年後，因為癌症他又失去了父親。

失去雙親的十歲少年，一個人被住在英國鄉下當牧師的嚴格叔叔夫妻收留。叔叔夫婦沒有孩子，因此大家都認為這是很妥當的選擇。但是叔叔卻是一個缺乏同理愛的人物。

更加折磨毛姆的，是在寄宿學校生活中遇到的欺凌。毛姆有很嚴重的口吃，雙親又陸續過世，在對他來說是異國的英國環境中，這個毛病就更加惡化。虛弱的體質加上個子矮小，被戲弄、瞧不起、被欺負。這個體驗注定了毛姆的人際過敏症。

把他從這個糟糕透頂的學校生活中拯救出來的，是他的病。他被診斷出肺浸潤（結核的初期症狀），於是決定到南法的伊埃雷去異地療養。他在那裡才正式對文學覺醒。在公學畢業後，毛姆被允許到德國的海德堡留學。海德堡的自由空氣，更加促使了毛姆走向文學和藝術。其中之一吸引他的，是叔本華的厭世哲學。世界不過是被盲目的意志操縱的表象，一切都沒有意義的想法，反而使他找到救贖。既然做什麼都沒有意義，那就做什麼都沒關係了，突然想開了使毛姆的心得到自由。

結束留學回到英國之後，為了讓叔叔安心，他在會計師事務所找到見習的工作。然而，他很快就感到厭煩，兩個月就辭職了。為了得到叔叔的理解，他提出要當醫生的計畫。叔叔也贊成，於是毛姆成為醫學系學生，他並非對醫學胸懷大志，那不過是為了當作家，可以暫時不用去找固定職業的藉口罷了。

即使當了醫學系學生，毛姆還是很孤獨。他跟其他的學生幾乎沒有交流，書本是他的朋友。跟他比較親近的不是同世代的朋友，而是他住宿處的老闆娘等年長健談的女性，毛姆對母親的溫柔相當飢渴。

結果他雖然從醫學系畢業，卻沒有當上醫生，而是立下當作家的目標。對於懷著人際過敏症，無法打從心底與他人親近的毛姆來說，即使當臨床醫師生活對他的社會地位或在經濟上能有穩定的保證，卻也並非易事。他對自己逃避與他人的親密關係，或是過度傲慢的行為舉止會產生不必要的衝突有了自覺。為了逃避這樣的生存不易，他選擇了迴避「真實人生」的生活方式。

這從毛姆一開始並沒有因為作家身分獲得重大成功，也沒有得到充分收入的這一點看來，就更清楚了。一直沒有因暢銷作品受惠，經濟上也十分辛苦。即便如此，對毛姆來說，比起在人類社會中工作，孤獨的面對稿紙還更輕鬆得多。

正因想要相信

【毛姆的戀情】

毛姆開始被認可為作家，是在他處女作出版後的十年，三十三歲的時候。

他在四十二歲時結婚，對方是三十五、六歲離過婚的西麗。她在毛姆失戀失意時出現在毛姆眼前。西麗的父親是在英國擁有幾十所孤兒院的著名事業家，她也在一個嚴格且禁慾的家庭中長大。雖然她曾嫁給一個大她二十歲的學者，但是西麗並不是一個能夠老老實實忍受禁慾的女性。就像是要違抗父親的教誨似的，她不但跟丈夫之外的男性一再發展危險關係，還從情夫手中拿錢。與毛姆相識的時候，西麗因為奢侈的生活背上許多負債，她需要一個金流更好的贊助者。

西麗還沒跟丈夫分手，如果懷了孩子，事情的發展就會更糟糕，這一點任誰都看得出來。然而總是不相信別人的毛姆卻像失了魂似的為西麗著魔。

最糟糕的是，西麗的丈夫雇用私家偵探盯著妻子的一舉一動。他查出妻子與毛姆的關係，陷入絕境的西麗吞下大量的佛羅拿（安眠藥）企圖自殺。狼狽不堪的毛姆同情西麗，決定自己主動扛下一切收拾殘局。

看穿西麗本性的朋友，給他忠告說他完全著了道。朋友說這只是她要毛姆替她償債的偽裝而已。然而，毛姆卻仍無意改變與西麗結婚的決定，他說「我自己也曾因為是孤兒而痛苦過。不想讓孩子也嚐到同樣的滋味」。毛姆把她腹中的孩子與自己的身世重疊在一起了。

然而越是一起生活，西麗的性格、生活方式、輕薄的興趣與缺乏教養，一切都讓毛姆感到難以忍受。曾有的一絲同情，很快地轉變成激烈的憎恨。婚姻生活雖然在形式上持續了十年有餘，但是後半段幾乎沒有一起生活。這個不幸的婚姻，是毛姆的人際過敏症成為無藥可救之症的決定性因素。

七十五歲時出版的《作家筆記》中，有下面這一節。

「我盡了所有的力量想要靠近對方，想知道對方內心所有的一切，也希望對方了解我的一切。然而，我漸漸知道那根本就不可能，無論我傾盡多少熱情想去愛對方，無論多想與對方更加親密的結合，也只是讓我明白，對方畢竟也不過就是個陌生人而已。就連原本就是奉獻型的夫或妻，也都不了解彼此。因此我躲在自己的殼裡，保持沉默，創造一個沒有任何人，就連最愛的人，都不讓他看見的，屬於自己的世界。因為我已經領悟到沒有人能理解我。」

毛姆的情況也一樣，有人際過敏的人往往很不懂得談戀愛，結果是男人運或女人運很差。因為他們心中的偏頗與頑固妨礙了均衡的關係，因此很難遇到適合的人談幸福的戀愛。

然而就連毛姆這樣帶著深深的傷痕，無法信任他人的人，都還會想要相信一個人。當一個人還年輕，精力充沛的時候，還是會想要賭上一絲的可能性，相信並且企圖找回人與人的關係，這也是值得注意的現象。

第五章　5

克服人際過敏症

如果將人際過敏症放著不管，甚至會為健康帶來負面影響。

人都具有自我治癒的能力，只要對各種原因與症狀分別以適當的步驟來因應，就能夠克服。此章提供具體對策。

正在增加中的人際過敏

就如同過敏症在現代人身上蔓延一樣，在現代社會中，人際過敏症也正在急速擴大中。就像沒有細菌的環境會助長過敏症狀，人與人缺乏相互接觸、彼此隔離的環境也會促進人際過敏症。

現代人習慣了被各式各樣的系統控制的舒適環境，對於不如己意的他人的存在，就會變成不愉快的因素。

除此之外應該也找得出人際過敏增加的因素吧。與父母的關係流動化、依附障礙增加也是重大的因素之一。討厭抱孩子或揹孩子這樣的緊密關係，就如同字面所言，肌膚接觸減少的傾向，又助長了依附障礙。

現在的日本，單身的家戶占了全部人口的一半，日漸稀薄的依附關係與人際過敏症的增加互為表裡。

虐待、欺凌、騷擾、家庭暴力、離婚等，親近的人際關係發生問題，可以說是顯示出人際過敏症增加的一個指標。此外，結婚率低、少子化、談戀愛的年輕人減少等狀況也可能是指標。

人際過敏之所以是問題，是因為並不只影響人際關係，還會助長壓力、甚至對健康有負面影響。

例如，人際過敏也是影響離婚的原因之一，會縮短男性的壽命約十年，女性的壽命也會縮短約五年，也被認為要盡快再婚才有長壽的傾向。

離婚的影響，不只影響當事者，也會影響孩子。雙親離婚之後，孩子的平均餘命會縮減約五年，就算是保持單身，對壽命也是負面影響。特別是對男性的影響很大，會縮減平均壽命約九年七個月。相反的也發現有了孩子會讓父母的死亡率下降。在這裡敘述的數字，是在美國橫跨八十年歲月進行的壽命研究結論（Friedman & Martin, 2011）。

此外也得知，因為神經過敏，所以有容易焦躁與攻擊的傾向也是死亡率提高的要因。根據肺癌發作年齡的調查研究（Augustine et al., 2008）報告，攻擊性或敵意強，特別是言語暴力嚴重的人，更容易提早發生肺癌。並且，人際過敏的人容易往壞處想，也是死亡率上升的要因。

特別關心健康或長壽的現代人，人際過敏症正是橫阻在面前的障礙。

根本原因是「過度的異物認識」

人際過敏是起始於將他人當成異物。因此首先必須考慮要如何去改變這個太過度的認知（原因）。如果光是針對激烈的過敏反應（結果）採取治標不治本的方法時，就會像在河川下游企圖阻擋一樣，結果就是潰堤被沖走。

然而即便只是想要改變認知，也並不那麼容易。腦子裡明明知道，身體卻擅自反應，湧起對對方莫名的抗拒感後，就變得無法控制心情與行為了，這是很正常的事。

因此在此處重要的是另一個抑制人際過敏的機制。人類具備了抑制過度排除異物、並且不會將自身當成異物的機制。那就是「依附」。這個作用要是弱化或是失去，大多會使人際過敏症增強。強化依附作用，並且靈活運用的話，是不是就能緩和人際過敏症呢？

我想將過度的異物認知與抑制人際過敏的機制分開來思考一下。

I 改變過度的異物認知

分解後再消化

首先來看看要如何修正對異物的過度認知。

基本上就是分解異物的作業。因為身體上的過敏也是一樣的，所以就從身體上的過敏開始解釋起吧。

一旦有了過敏症狀，就一輩子都會持續過敏嗎？也不一定是這樣。過敏是可以克服的。

例如食物的過敏。最常見的是嬰兒期的過敏，但是之後就會逐漸減少，即使留下一些過敏因素，也不會再引發症狀。因為腸胃的消化機能發達，分解食物的能力增加，就能把引發過敏的蛋白質等物切得更細了。所謂的過敏，是指對那些擁有某種程度大分子量的異物才會產生。即使說是大，也是病毒或細菌那種程度的大。不過例如像食鹽或水的分子自然不用說，甚至氨基酸或膽固醇都因為太小而不會成為過敏對象。蛋白質是巨大的分子，但是經過消化之後會被分解為氨基酸，就不再是過敏原了。

到了消化機能充分發達的四歲左右，大多數的食物過敏都會收斂起來。嚴格來說，雖然會殘留著過敏，但是被認知為過敏原的物質在抵達大腸之前就已經被分解而失去抗原性，所以什麼也不會發生。

這也可以套用在人際過敏的情況。

在精神上的消化能力還沒成熟之際，他人的言行就會以原本的形式直抵內心深處，有可能引起異物反應。然而當分析理解能力提高之後，會分解言行使其失去毒性，甚至能當成養分吸收進去。

你不喜歡的人的異物性（抗原性），說起來根本是在於那個人的言行給了你傷害或痛苦才產生的。反覆傷害的結果，就連對那個人的人格都產生抗拒反應。

若是如此，就只要將這些成為開端的不愉快痛苦經驗一一咀嚼，分解至無害的程度即可。

心靈有自我復原的機制

人的心就像自然免疫一樣，具備了自我復原的機制。透過心靈去分解、消化的第一階段就是睡眠或夢。藉由睡覺、做夢，心靈會修復白天遭受的傷害。受傷的體驗應該只要稍微睡一覺，就會有稍微比較緩和的感覺。傷害深且強的時候，或許不能只睡一晚就分解。有時候會在無數次的夜晚做同樣的夢，有夢魘。但那也是努力試圖去克服重大傷害的結果。有時候會花上好幾年、甚至花好幾十年，才終於能消化完畢。

因此，睡眠與做夢是很重要的。首先要有充足的睡眠。

此外，遺忘也是很重要的心靈自然免疫。雖然如此，人往往會受到想忘也忘不掉的打擊。如果一直受到間不容髮的責備，非但忘不掉，還會變得更加過敏。打擊太大的時候，或是因為憂鬱等精神疾病時，我們就不可能停下來不去想。時時刻刻想著受傷害的事，很快的，心靈會疲憊逐漸衰弱。

即使是這種時候人也有復原的方法。就是透過情感表現、將它化為言語來推向分解、消化的過程。這些是強大到驚人的復原方法。

第一階段，是坦白說出感情或心情。是哭泣、憤怒、懊悔、抗議、嗟嘆。如果周遭沒有適當的人，找心理諮商師或是精神科醫師也可以。比起一個人孤獨地嘆氣、懊悔，有個人在身邊與你一起承受，就比較容易超越這個苦難。

第二階段是談談發生了什麼事。把覺得沒道理、無法接受的事情告訴別人，讓別人跟你分擔那個體驗的一部分，同時也透過言語使發生的事情以客觀的方式呈現。化為語言的體驗，已經不會直接產生威脅，可以一說再說，會是超越痛苦的體驗非常重要的方法。那跟做夢的行為非常相似，再怎麼樣可怕的夢，也不會直接威脅到個人的生命或安全。傷害了自己的事情，就像看電影似的再次體驗，就能找回冷靜去面對這件事情。

在這些之後，還有另一道程序。那就是把這些給你傷害、威脅的體驗以及因此而產生的心理創傷賦予新的意義。使你承受傷害的人物或行為為什麼會發生，解釋它或定義它也是其中之一。自己受到的體驗究竟是什麼？這個理解可以擋下因為體驗而產生的破壞作用。

把來自上司的無理要求或人格攻擊以職權濫用或性騷擾這些名稱來理解，是給自己的狀態一個確定的評斷，進而防止自我混亂或自我責備。只是，這樣宏觀的理解方式，在分解的程度上來說，是還在中途的階段，還不到把抗原性完全分解的地步。

為了克服人際過敏，取回穩定的信賴關係，必須將異物進一步分解與無害化。

停止過度擴大

我們人類，擁有言語化後進行概念性操作的能力，可以把對自己造成威脅的人的言行或背後的人格放到檯面上批評，用言語這種銳利的刃，將它切成小塊，就能夠便於消化。光是批評或責難，仍會留下異物性，總之分解不充分。如果可以進行更細膩的分解作業，異物性會逐漸淡薄，漸漸碎成傷害更少的要素。若能進行到那種程度的分解，就不會再促成情緒上的憤怒，甚至可能變得能理解接受。就算留下部分異物，那也只是全體的一小部分，會因為抗原量減少使過敏更加稀薄。

分解的程序有好幾個階段，不過首先是把過敏的主體部分與延燒出來過度擴大的部分切割開來。

人際過敏的傷害會逐漸擴大開來，是因為過敏擁有擴大、波及作用。本來過敏之所以會發生，就是對對方的一部分特性或行動產生過敏。而這部分會陸續延燒，越燒越大。

單單只因為那是那個人的一部分，卻使完全無害的特性或可愛的地方都會變成厭惡與拒絕的對象。結果就是，那個人的整體存在都會變成憎恨的對象，引來排除或攻擊。更進一步的，甚至與那個人有關的東西或能夠聯想到那個人的東西，都會造成不愉快或抗拒的感覺。因為這樣的心情影響，對毫無關係的其他人也投以憤怒或攻擊。有時候甚至連對自己有幫助的人都這樣。

就像火災一樣，災害擴大延燒到不相關的部分，比原來的起火點還大。克服人際過敏也是，要如何阻止過度反應就變得很重要。

防止擴大❶區分事實與推測

人類的否定思考大部分都不是事實，而是從事實跳躍之後的推測。人際過敏的人，會把一些微小的信號或徵兆全都往壞的方向解釋，做出與事實相去甚遠的認定。

【就只對我冷淡】

公司職員杏夏（化名），最近為了上司的態度感到十分氣惱。直接的原因是在工作上被提醒了。明明只是一點點小疏失，卻在大家面前說她，讓她有點受打擊。從那之後她就覺得上司只對自己用嚴格的眼光看待，怕又被他說什麼而開始神經緊繃。以前覺得上司很溫和很可靠，但是從女性新人進來的時候開始，他好像就只對那個人親切了。看自己時總是臉色難看，好像覺得很麻煩的樣子。是不是覺得不需要她，希望她快點辭職呢？讓她覺得很想對他說「如果希望我辭職的話，請你說清楚講明白」。

這個案例中，「事實」是上司提醒了她在工作上的疏失，跟最近有新進員工進來這兩件事。針對自己特別嚴格，或是只疼愛新進員工，希望自己辭職等的部分，都是杏夏的推測。

要剖析事實與推測，只要檢討你在意的事情有多少客觀上的妥當性就可以了。

問杏夏上司有沒有也提醒過其他的人呢？她說明「有個年輕男性員工常被罵，但他是男性，而且我至今很少被罵」。並且，問杏夏在還是新人的時候上司是否很親切的對待她？

她回答「他非常親切的教導我」。

也就是，杏夏當時也像最近剛進來的新人一樣被疼愛過，所以很少被提醒。

我問杏夏如果辭掉現在的工作，其他人是不是很容易可以接下她現在做的工作？她說：「我想，要做到習慣至少要半年。」「如果是這樣，妳突然辭職，上司會不會很困擾？即使如此妳還認為上司希望妳辭職嗎？」我這麼問，杏夏才終於發現自己是擔心過頭了。

表情或態度或氣氛很容易讓人錯覺是「事實」。「他露出冷漠的表情」或是「他好像生氣了」等觀察，往往會認為是事實。但是這其中多半包含了推測。在近年的研究中發現，表情的認知相當靠不住。拿著露出各式各樣表情的照片讓人看，再進行表情所表現的感情判斷後，很意外的發現多數人無法正確解讀表情。

有人際過敏的人，容易把別人的表情往壞的方向解釋。恐懼他人或自我否定強的人、受到虐待的人，即使對方只是表現出普通的表情，也很容易錯認為對方在生氣。

就連表情這種比較容易判別的東西，都是這個樣子。更何況態度或氣氛，還是要知道推測不太靠得住比較好。

把事實與推測分開來，要反覆地告訴自己「畢竟這是推測。事實究竟如何並不清楚，不要往壞處想自尋煩惱吧」。

防止擴大❷停止恣意的加上關聯或一般化

依照自己的認定擴大解釋，會使人際過敏加重。經常連不相關的事情都恣意的加上關聯，從中感覺到惡意便引燃敵意的案例很多。感覺大家仗著人多逼迫自己。把只不過發生一次或兩次的事情想成經常發生，認為壞事永遠在持續。把不過是偶然的事情解釋成一般狀況。

【被詛咒的人生】

侑子（化名），是一位四十來歲的女性職員。在公司裡有幾個她感覺很難相處的人，去上廁所時為了盡量不跟他們打照面，經常都要左顧右盼。然而那一天，她在走廊上與最不喜歡的男性職員擦身而過，正要從廁所出來時，還跟一個有名的壞嘴女職員撞個正著。雖然很不自然的點了個頭打招呼，卻擔心不知道對方怎麼想。她現在一定正在說自己的壞話，最糟糕的是偏偏跟這兩個人都碰到了。她甚至覺得自己的人生是不是受到詛咒了。

這個案例的情況也是，把事實與推測混淆，將壞的推測當作事實，自己折磨自己。並且，把偶然發生的事情看成有特別的意義，甚至把它過度解釋成一般狀況到「被詛咒」的地步。這樣的思考模式會助長人際過敏，使自己與他人的關係更加困難。

【幻想中的敵人】

三十幾歲的職員紀正（化名），被提拔為一個計畫的小組長。經常工作到深夜，但是他充滿幹勁。然而，有一個比自己年長的A不太合作，讓他很難辦。看起來他對自己的工作方式也似乎有所不滿，但不知道該怎麼跟他說才好。於是他開始對A感到壓力。

就在這時候，他知道小組有幾個人週末一起去聚會喝酒。但是他們卻沒有找他，讓他深受打擊。明明自己為了小組那麼努力，大家卻都不把他當夥伴嗎？

從那之後，總覺得去公司上班是一件很沉重的事。他心想是否除了A，其他人也對自己的做法有所不滿。他開始在意大家的眼光和臉色，誠惶誠恐。一看到同事不滿的表情，就不敢把工作交給他們，只好一切都自己承擔，紀正最後因此無法去公司上班。

這個案例的狀況也是，把「小組中因為有一個年長者，所以組長很難當」的事實，跟「聚會沒有邀他」的事實去導出「自己在小組中是孤立的，大家不認可他的組長地位」這個結論。然後認定周圍的人都是敵人，把自己逼到絕境。

然而，事實完全不是如此。A有個癌末的妻子正在與病魔奮戰，而且實際上可能很快就會過世。他看起來不太合作，也是因為這件事使他分心了。他的同事們也並沒有對紀正的做法有何不滿。沒有邀他去聚會也是因為覺得他看起來好像很忙，並沒有別的意思。

紀正把完全不相關的事實隨意加上關聯，當作是證明了自己所恐懼的「事實」來解釋。即便是對自己來說只能這樣解釋的事情，但很多時候實際上完全不是那麼回事。

如果小組內有一個可以輕鬆說話的人，就能更正確的掌握狀況了吧？但是人際過敏的人，一感覺到孤立的氛圍時，非但不會向周圍的人求助，反而會更加往內縮，想跟外界切斷聯繫。反正周圍都是敵人，覺得求助會更危險，就算好一點也只會成為笑柄罷了。

因為不是事實，只靠自己推測的結果，曲解事態很容易做出錯誤的判斷。

防止擴大❸周圍人的眼光其實意外的寬鬆

把他人當作異物的主要原因之一，是有神經過敏的傾向。對很多人來說並不覺得有那麼不愉快的刺激，也會覺得痛苦。因此他們更容易受傷，並且「跟他人在一起」這件事情本身就是他們壓力與疲勞的原因，所以在不知不覺間感到痛苦，終於導致人際過敏。

人際過敏的藥物治療能夠發揮效果，適當使用少量的鎮定劑，狀況就會有明顯的改善，不只是更容易行動，人際關係也會更順暢，這樣的案例時常看到。但若是有依賴性的抗焦慮藥物等等，不只對過敏性沒有根本的效果，還要注意會造成依賴藥物的危險。

神經過敏的傾向，還會產生另一種問題。對周圍的事件或聲音等也很敏感，把這些跟自己過度連結。也就是所謂的「過度自我意識」的狀態。像這樣自我連結的亢進狀態下，會認為所有的目光跟聲音都是朝自己集中，很容易用否定的方式理解為自己受到攻擊、嘲笑。

實際上由於本人過敏的緣故，就連周圍投射過來的無意義視線都感覺自己「被瞪了」，意識到完全不存在的敵意，與自己創造出來的幻影對戰。如果感覺自己暴露在不停的監視或攻擊之下，那不但會造成重大的精神壓力，還很可能因為想要保護自己而反擊（其實是先發制人）。

為了斬斷這樣的惡性循環，就必須不把周圍看待自己的眼光加上關聯。有效的辦法是，告訴自己「別人並沒有像我自己在意的那樣在意我」。因為人雖然會擔心別人如何看待自己，但是卻不會在意自己以外的他人，這個世界的現實就是如此。

專注在「事實」之上

拿掉推測跟自己擅自加上的關聯，只專注在事實上，在事實中把直接有害的部分，與不是那麼有害的部分切割開來，弄清楚真正令你困擾的部分是什麼。

例如，假設你越來越討厭上司，人際過敏症正要開始發作。若是就這樣把曖昧的感覺放著不管，對上司的人際過敏總有一天會一般化，變得上司的一切都無法原諒。如此一來，一起工作就變成很大的壓力，彼此的關係會更加緊繃。甚至會逐漸擴大、惡化成對人的不信任或是喪失自信，對人生絕望。

為了防止這一點，便要區分無論如何不能容許的點，以及還能夠容許的部分或優點，弄清楚究竟是什麼讓你有異樣的感覺，是相當有效的辦法。

首先，嘗試紀錄一下上司的言行舉止。然後一一回顧的同時，區分出無論如何都無法原諒的點、勉強還可以原諒的點以及優點。

【明哲保身為優先的上司】

因為與上司的爭執而感覺無力或絕望，陷入對人強烈的不信任等狀態的邦章（化名），當憂鬱狀態開始逐漸平穩之時，回顧有關上司的事情後得到下面的結果。

・優點

基本上很溫和，很少怒罵或流於情緒化。

・勉強可以原諒的點

利己、只要自己輕鬆就好。對感情上的微妙之處很遲鈍，會說些沒神經的話。很小心，很謹慎，凡事以保全自己為優先。

・無論如何都無法原諒的點

明明自己沒什麼在做事，卻很愛干涉部下的工作。

邦章自己要做的企劃，就是被上司親手給毀了。上司只是單純想輕鬆，或是以保全自己為優先的話，也可以讓他過。但是，自己投注了心血努力做的企劃，卻由於上司的謹慎或嫉妒而被摧毀，他覺得這已經是無法原諒的事情。在公司的發展與保全自己兩者之間，應以何者優先的價值觀上有決定性的差異，使他感覺對方是異物，導致引發了強烈的人際過敏。

邦章在回顧這一切時，他發現，自己對一切絕望、陷入對他人不信任都是過度反應，只是無法原諒上司小鼻子小眼睛的做法罷了。於是他也理解了之所以不能妥協，是自己的個性必然會有的反應。

他得到已經無法在這個上司底下工作的結論，從認為自己很沒用才會無法成功協調彼此的想法中解脫。他主動提出調動的請求，轉換心情朝向另一個工作的新天地，很明顯的恢復了精神。

就如同這個案例，因為一個人本來的生存方式受到了威脅，人際過敏於是發生，予以警告。這種情況，並不是只是忍耐妥協就好，有時候去尋找更適合的環境或伴侶會比較好。

雖然必須阻擋因為過度反應造成的全面化，但是我們必須豎耳傾聽拒絕反應這個警告，並解讀這個訊息。

懷疑是過去的亡靈

集中專注在異物的本身（事實）之後，開始回顧過去有沒有類似的經驗。當已經有潛在的人際過敏症時，有時遇到擁有同樣抗原性的人，人際過敏症就會被活化。透過剛才所述的增強效果，即使接觸期間很短，也很容易出現強烈的抗拒反應。

藉著回顧家人或身旁的大人、同輩朋友等，有沒有你不喜歡的人，某種程度就能夠回溯出人際過敏的由來。若能理解是在哪一個點上發揮了抗原性，帶給你痛苦，就更能進一步過濾出原因。

例如，與上司發生爭執而憂鬱的邦章，他的背景是母親很有包容性，但父親有點酗酒的傾向，蠻橫之外，也不太工作，都是由母親辛苦準備學費。當然，他對父親否定的感覺很強，覺得他是一個讓母親和自己受到無理痛苦的人。

回頭看上司的邦章，在我問他之前，他就說「我發現他跟我父親有很多共同點」。他一直對父親「不好好工作卻總是只會發牢騷」這一點很反彈。

邦章以父親為反面教材刻苦勵學，終於在一流企業就職。當一直這樣走過來的他，面前突然橫立著一個像是父親的亡靈再度出現的人物時，他甚至忘了對方是上司而正面與他衝突。

過去曾有著被拋棄的體驗或虐待經驗的人，對做這種事的人抱有潛在人際過敏的人，只要碰到類似的遭遇，就很容易打開人際過敏的開關。

若能理解這樣的心理機制，應該就能降低下意識中受到過去亡靈操縱的風險。

若能理解對方的苦衷

假設感覺使用暴力的丈夫是異物，丈夫的暴力引發了強烈的反彈與厭惡，引起了過敏反應。將這樣的丈夫貼上「家暴老公」的標籤，一味的責備他，並不能解決根本的問題。

家暴的加害者自己經常也是在受虐待中長大的。他們許多人有著人際過敏症，被過去的亡靈耍得團團轉。妻子抗拒「家暴老公」，也只是用人際過敏症去對抗人際過敏症而已。兩人的心很難走近，只能往終止關係的方向走。

想再一次重新建立關係，或是有了孩子離婚後也不得不繼續維繫關係的情況下，真正需要的，是理解、改善加害者身上的人際過敏症。若能掌握丈夫採取這種行動的背景，把丈夫「家暴老公」的過敏原進一步的分解成更細微的成分，就不會再是感情上會產生拒絕反應的對象。往往是被害者也有人際過敏症，彼此相互反應的結果就以家暴的情況呈現出來，這種案例也不少。因此，夫婦有一起合作治療的意願時，比較容易改善。另一方面，一直被自己是受害者的觀點束縛，認為這是只有單方面需要努力的問題時，就會無路可走。

不僅限於家暴，若能理解成為人際過敏的對象以及其行為背景，應該就能更宏觀的來理解自己身上發生的事了。也許你會認為，已經有討厭的感覺了，不想再做那麼麻煩的事，但是理解背景可以讓你自己變得輕鬆許多。

如果希望對方繼續當自己的人生伴侶，希望能面對你們自己真正的問題，並且去克服它。應該也有些人能透過跨越這個考驗，發現新的價值和意義。危機變成轉機的逆轉奇蹟也會發生。

掌握關鍵的兩個力量

要預防人際過敏，並且克服它，有兩種能力掌握了關鍵。

其一就是同理性。那並不單單只是與對方同調，而是站在對方的立場去理解他心情的能力。同理心弱的人，很難查知對方的狀況或心情，內心只會想著自己方不方便或有沒有利。

另一點就是自我反省的能力。藉由回頭反省自己，也能夠把那些乍看之下似乎是對方的問題當成是自己的問題來思考。那會使你修正自己的行為，也會帶給你圓滑的人際關係。自我省思能力弱的人，一旦被對方指責錯誤，就會理解成是對自己的攻擊。攻擊你的人就當作是敵人，會想要還手或是反駁、惱羞成怒。因為不能坦誠地反省自己，也很難修正自己的行為，只會增加摩擦。

對方可能只是覺得這樣比較好所以給了建議，也有可能是因為忍耐很久，最後無法忍耐，才會要求你改進。積極地接受對方，改變自己的行為，對方應該也會增加對你的信任，能夠邁向更平衡、更持久的關係。

希望你能回頭反省自己。

當發生什麼事情違反你的想法時，你是不是會站在對方的立場去思考。還是當對方這麼對你時，你也想讓他嚐嚐同樣的滋味。

被指責出錯誤時，你是不是能坦然地接受，自己改進？還是覺得對方明明什麼都不知道還敢說，用憤怒去反應。

你是屬於哪一種呢？

如果是後者，或許同理心或自我反省能力的缺乏，就是容易引發人際過敏，而且產生無謂摩擦的原因。

同理心與自我反省能力就像車子的兩個輪子一樣連結在一起。用大腦的結構來看也是，負責這兩個作用的領域彼此相鄰，兩者以神經纖維的網路密切的聯繫。藉以形成功能上的聯盟。

實際上我們已經知道這兩種能力的高低，存在平行的關係。同理性高，能夠站在對方的立場思考的人，也很擅長反省自己。相反的，同理性弱的話，自我省思能力也弱。因此不愉快的體驗也更容易感覺到是來自對方的攻擊。有不愉快的體驗時，就會緊緊抓住自己的主張或想法，頑強的抗拒變化。於是會在心裡告訴自己，他人就是討厭的東西、是不可靠的、不能輕忽的敵人，人際過敏益發增強。

然而，即使有同樣的體驗，受的傷不那麼大，也可以跟對方加深信賴關係。掌握這個關鍵的，就是體恤對方的立場，反省自我的能力。換言之，就是擁有坦率且溫柔的心吧。

為了克服人際過敏，在反省自己的同時，平日就養成站在對方的立場去考慮對方的狀況與心情的習慣。要有效實踐這一點，書寫整理的作業很有幫助。此外，找一個人來聽你說話，一面對話一面整理也是很有用的方法。

跟任何人都不想好好相處

過敏並不是忍耐就會變好的東西。通常來說越是忍耐、就會越惡化。得了花粉症之後若是持續沐浴在花粉之中，症狀會更嚴重，連日常生活都會有困難。

就像得了花粉症後不要去接觸花粉是最簡單快速的處置法一樣，得了人際過敏症，也是減少跟過敏原的人接觸，就會得到改善。保持距離是最基本的，因此若是對同一個部門的同事或部下、上司產生了人際過敏時，就早點表現出來，更換座位或是調動部門會比較好。

重要的是，必須看清楚現在發生的拒絕反應，是因為自己的過敏或過度反應，還是說跟本質上的價值觀有關。如果是因為過敏或過度反應，就算改變對象也會發生同樣的事，因此反而必須去克服這一點。然而如果是在本質上的價值觀或生活方式不相容，而引起抗拒反應，就不應該忍耐，而是考慮保持距離比較好。

II 活化抑制人際過敏的機制

穩定依附關係

到目前為止，我們一直在述說修正過度認知異物的方法。

就如本章一開頭所說的，要克服人際過敏也有別的有效方法。那就是活化抑制人際過敏的機制。

抑制人際過敏的機制，除了依附情感別無其他。換言之，藉著穩定依附關係就能緩和人際過敏症。近年來，筆者著眼於這個方向，在臨床上也投注很多心力。

那麼，該如何穩定依附呢？這種情形下，關鍵就是恢復「安全基地」。當依附情感穩定時，就表示那個作為安全基地的存在發揮了功能。所謂安全基地，就是讓一個人的安全不受威脅，只要要求就會伸出手來，宛如溫柔的母親一樣的人物。這裡的重點是「溫柔」。因為能活化負責依附的催產素系統，並不是嚴格或是攻擊，而是來自溫柔或照顧。

人際過敏一旦開始，嚴格或攻擊只會越來越多，讓事態惡化。然而若有能夠找回「溫柔」的契機，就有可能使這個惡性循環逆轉。例如，在第三章的「令人困擾的新人」的案例，那位女性的人際過敏症已經到達頂點的同時，她的健康也在走下坡。那個時候，關懷她、溫柔照顧她的，就是那位有問題的新人。從那之後，她對那位新人的抗拒感就消失了，回到了良好的關係。

即使是彆扭鬧得更嚴重的案例，若能善加利用這個機制，也有可能改善人際過敏。有一個例子就是筆者使用的方法，介紹給大家。

產生人際過敏的人，因為心裡受到傷害，心靈表面宛如帶刺。這種時候，對任何人都會擴大異物感，增加摩擦與衝突。例如，看起來像是在職場的問題，但實際上大多跟應該會支持他的父母、伴侶也都相處得不融洽。

這時候該怎麼辦？筆者在與感到困擾的案主建立信賴關係的同時，也會向期待能扮演支援角色的人請求幫助，並也與那個人建立信賴關係。此外，還可以代表他本人說出心情，傳達本人的心裡真正想要的是什麼。周圍的人幾乎都是只解讀表面上的態度或是言行，所以幾乎都看不出他們真正的想法。因此，即使應該是要支持他們的人，很多時候卻完全理解成相反的意思。讓他們知道內心真正的想法後，再指導他們相處的方法。

如此一來，產生了驚人的變化。許多人不只和支持他們的人關係變好了，跟他人的關係或是情緒、行為上也有很明顯的改善。戲劇性好轉的案例也不少。擔任支持者的人知道了本人內心的真實想法，認真地改變相處方式後，逐漸改變，過去的事情都變得如同過眼雲煙。

首先應該做的就是尋求支持者的協助，這是建立依附穩定的起點。治療者與支持者建立信賴關係，為了讓支持者作為「安全基地」並發揮功能，建議他如何去做。一旦得到安全基地，依附關係就會穩定。結果是使抑制人際過敏的機制活躍起來，過去雖然對一點小事就產生異物反應，但是耐受度開始漸漸恢復。不會為一點小事就覺得不爽，變得可以睜一隻眼閉一隻眼看待。過敏性變弱了，傷害也減少了。

像這樣減輕了人際過敏症，摩擦跟麻煩也會慢慢減少。周遭的人也很歡迎這樣的變化，因為得到肯定的評價，被接納，好的循環也因而產生。這個影響不只是人際關係，也提升整體生活的層次與讓心情更穩定，以及恢復自我肯定。

這並不是紙上談兵，而是現實中會發生的變化。

【本來很厭惡的雙親】

友佳梨（化名）一直困在父母帶給她的心理傷害。她體會到無法跟這對父母互相了解，所以從三十歲起，約有十年是離開父母身邊獨自生活的。然而，父親卻病倒了，她想到可能到死別都無法跟父親和解，就突然覺得心裡很難受。於是她下定決心，要回到父母身邊。

可是她馬上就體會到這個決定是一大失敗。雖然在分開時能稍微冷靜思考與父母的關係，但是一旦開始每天一起生活，快要遺忘的異樣感與痛苦很明顯的一一甦醒。父母感覺遲鈍，一開口就用否定的口吻，過去討厭的體驗一一重現，開始攪亂友佳梨的心。友佳梨問母親當時為什麼會那麼做，被逼問的母親卻很生氣，覺得為什麼要被自己的孩子這樣責問。只說當時有當時的苦衷，現在又去翻舊帳又有什麼用，母親這樣回答，讓友佳梨變得更有攻擊性了。

結果，友佳梨覺得與父母的關係有了某種程度的突破，並不是因為保持距離，只是減少接觸過敏原的結果。由於再一次同住，對父母親的人際過敏又再度燃起。而且由於增強效果，在很短的時間內就產生了激烈的抗拒反應。

友佳梨每次來做諮商時，都會老實說出對父母親的負面想法。她不停說著父母親如何踐踏自己的想法。自己的人生都因為父母完全毀壞，想到是否要說出這些無處可去的憤怒，就對父母的所作所為不滿，充滿厭惡，對他們的行為一一責難，簡直就是嫌棄的狀態。

然而這些憎恨，很明顯的也是因為渴求父母的愛才會產生。明明很渴求，卻只能得到期待落空的反應，因而產生憤慨。這樣的精神狀態下，事情不可能順利，只會讓友佳梨越來越惱怒。

為了打開這個局面，我向母親尋求協助。母親也正在煩惱不知道該如何跟女兒相處。跟女兒相處不融洽的狀態，她也想要解決。因此，我代替友佳梨告訴母親，她是帶著什麼樣的想法回到家裡的。母親一面聽著女兒真正的想法一面流淚，她反省道：「的確，或許我們是太嚴格了。」「她真的是個體貼的孩子。我也知道。」「但是，總是忍不住就對她的責備口吻做出反應。」我建議她回應的方法之後，她很熱心的傾聽。

後來過了幾天之後，這次是友佳梨來了。就像換了個人似的，變得非常沉穩，臉上那種好像被什麼東西附身一樣的嚴厲表情消失了。「第一次能跟父母好好相處了。」她告訴我這句話。還說「跟母親一起做家事真的很開心」。

後來友佳梨說：「我覺得自己已經突破了跟父母之間的問題。父母曾經對我做過的事，現在都覺得沒有什麼了。比起那些，我更想思考一下將來的事情。」她開始會這麼說了。激烈的抗拒反應，就是因為有想要追究根源的心情，如果能夠有一個好的媒介，要修復關係並沒有那麼困難。而依附關係修復之後，得到了安全基地，你就算不去管他，他也會自己向前走。

因為渴求所以錯過

同樣的是，不只是親子關係，夫婦或伴侶的關係也經常可見。正因為渴求，所以才會引起頑強的抗拒。肯定有許多人沒有發現是處理的方法不對，就這麼永久的分別了。

【一直頑強抗拒的丈夫】

繪美子（化名）邂逅正在重考司法考試的琢磨（化名）時，她三十六歲。她因為之前有過一次失敗的婚姻，對戀愛非常膽怯，琢磨還小她八歲。不把他當成戀愛對象，就可以很容易像對待弟弟一樣當他的商量對象，在這當中琢磨開始愛慕繪美子，繪美子也被琢磨的純粹之處吸引，不知不覺就變成難分難解的關係了。繪美子跟琢磨半同居支持著他。

兩年後琢磨突破難關，如願當上了律師。繪美子一直盼望著這天到來，但是內心卻出現新的不安的徵兆。年紀大八歲的自己，會不會成為已經開啟無量前途的琢磨的絆腳石？如果他覺得負擔沉重，現在也許就是分手的時機了。

「我將來該怎麼辦才好呢？」繪美子說出這番話，琢磨的答案是「我們在一起吧」。琢磨說服了雙親，得到雙親很勉強的同意，兩人便結婚了。

然而，那之後的生活卻過得不安穩。琢磨的工作態度十分誠懇熱心，得到委託人很厚實的信賴，但是同事及上司卻覺得他做得太多而對他敬而遠之。太過直率又不妥協的個性，也經常跟事務所的方針有衝突。這時候繪美子都會陪著他，給涉世不深的丈夫一點建議，指導他做人處世的方法。努力的成果就是他在數度轉職之後，兩人終於可以過著穩定的日子。在自購的住宅客廳裡，和丈夫兩人一邊啜飲紅酒一邊談心是她最大的樂事。

繪美子的父親就在此時因為腦梗塞病倒。雖然幸運挽回性命，但是卻變成大小事都需要人照料。無法完全交給母親，所以一星期有一半以上必須在關西的娘家生活。過去她總是寸步不離的照顧丈夫，現在卻有一半時間放著他不管。

一開始她都在自家跟娘家之間來來去去，但是父親的狀況並不穩定，於是她變成幾乎都待在娘家。即便如此，琢磨也沒有特別表達不滿，也一直很幫忙。每天早晚一定會通電話，所以心情上並不覺得有分開。

這樣的生活過了一年以上，琢磨在電話裡卻說了出乎意料的話。「給妳一個驚喜。」他的聲音聽起來特別的興奮，繪美子正在想到底是什麼事，琢磨便說出他要到大阪的律師事務所工作了。

放棄辛辛苦苦才經營起來的工作，繪美子對丈夫的做法感到危險，繪美子馬上就高聲說：「你在說什麼？就連律師公會的註冊轉換手續都很麻煩的，不是嗎？」

以琢磨的角度來看，他這麼盡心為妻子著想，以為她會高興沒想到結果竟然遭到反對。「我知道了。算了。」他掛了電話之後，隔天早上也沒有再打電話來。繪美子反省自己的口氣不好，於是打了電話過去，但是琢磨卻都不接。她又用電郵「你是為我著想我卻用那種口氣對你，對不起。」向他道歉，但是也沒有任何回答。這樣的爭吵過去也有過幾次。但是大概不要一個星期，就會和好了，所以繪美子也沒有那麼在意。

然而，過了一星期，丈夫都沒有任何消息。她覺得這次跟過去感覺不太一樣，於是回到家裡一看，發現丈夫的行李都不見了，只留下一封信。上面只寫著「我想離婚」這一句非常簡潔的話。

為了丈夫的體面，她從來不到他上班的地方露臉。想說年長的老婆厚著臉皮出現丈夫也不會喜歡。但是現在無法再說這種話。雖然如此，她也不認為可以輕易見到面。繪美子心生一計，她用假名假扮委託人要求面談。由朋友介紹指名她先生，約好了面談的時間。

當天，她被帶到事務所的小房間內等待，丈夫出現了。一個半月都沒有見到琢磨，知道「委託人」是妻子之後，雖然往後退了幾步，但是「我想跟你好好談一談」這句話讓他勉強在沙發上坐了下來。可是不論繪美子說什麼，琢磨的表情始終都很僵硬，「我的想法沒有改變。我跟妳已經沒有再繼續婚姻生活的意義了。」拒絕了繪美子復合的請求。要離開的時候他對病倒的岳丈表達關心，還體貼的說「妳也要保重」。然而口吻聽起來總覺得很不誠懇。

之後琢磨也沒有要回家的樣子，繪美子很不安，即使聯絡也毫無回音。她懷疑他是否已經另結新歡，但是打聽之下發現琢磨是一個人住在事務所附近的單人房。他似乎只是想斬斷跟繪美子的關係。

究竟是哪裡出錯？為什麼會這麼徹底的被嫌惡？繪美子覺得自己已經走投無路了。

像這樣的反應，基本上就是由於依附關係受傷造成的矛盾型反應。因為他想要對方、依賴對方，所以當他覺得自己被這個人以輕蔑的態度對待時，就無法再原諒。用憤怒或拒絕讓對方困擾，要讓對方嚐嚐自己受傷的滋味。受傷的感覺越深，憤怒或抗拒的反應也就越激烈。

如果是幼兒或孩子，由於會全面的依賴父母，即使產生矛盾型反應，也不會持續太久。鬧一陣子彆扭或是反抗，最後想撒嬌的慾望會戰勝，很短的時間內心情就會恢復。

但是到了青年期某種程度的自立能力提高了，已經不是非仰賴父母生活不可，因此反抗或拒絕的時間就會拉得越長，會發生離家出走的情況。大概幾天過後就會回來，但有時候也有可能出走幾年的時間。

更何況過了青年期之後，再怎麼樣依附精神上曾經依賴的對象，都不會沒有對方就不能活。因為憤怒所以離開，一直拒絕對方而從此分開的狀況也會發生。也有由於分開而脫離依附，消除了依賴的案例。

矛盾型的特徵與相處的方式

矛盾型的反應在一歲半時就已經可觀察出來，這點已經說過（參照第四章）。對出現的母親表達出激烈的憤怒，即使要抱他也會抵抗。

這樣的反應，在母親沒有灌注充分且穩定的愛時很容易產生。只隨自己高興才給愛的時候，或是因為某種原因暫時無法給比較充分的愛時很容易發生。

矛盾型的反應，換個說法也可以說是一種老是愛故意唱反調的反應。不坦白說出心情，某種時候還會說出與本意相反的話。更年長的孩子也有，有時候大人也會有，這樣的反應是告訴我們愛與關心不足的重要徵兆。

但是，那種故意唱反調的反應，如果太認真去理解，就會覺得「明明我是想對他好，為什麼還要被他責備？完全不能理解。」、「光是給我找難題，根本只是想讓我傷腦筋而已。」覺得實在沒道理而火大。接著若產生情緒反彈，而去責怪對方的話，彼此的怒氣正面衝突。如此反覆當中就會覺得「他根本不了解我」、「搞不懂他」加深彼此之間的鴻溝，就會擴大發展成心理的拒絕反應或斷絕來往。

在這個意義上，了解矛盾型的反應，適切的因應，正是掌握了阻擋心理上的過敏並防止往後關係破裂的關鍵。

首先，重要的是，看穿對方的反應是矛盾型反應。

明明你是很普通的跟他說話，他卻用很冷漠的口吻回應你的時候，或是用並不坦白的反應來回覆時，又或是說出讓你覺得是故意找麻煩的話時，就應該要知道這是發生矛盾反應了。會說出矛盾或不合道理的話，就是矛盾型反應的重大特徵，在矛盾型思考中，A既是A也不是A，這是很正常的事。憤怒會變成愛，愛也會變成憤怒，這是一直都在發生的事。

矛盾型反應是因為想要對方才會發生的。因此，只要因應時沒有太多差錯，就會自然恢復原狀。然而，當轉移成人際過敏的階段時，憤怒或抗拒的狀態就會變得很執拗，無法再坦率的回到愛的心情。如果可以的話，為了可以在沒有轉移到過敏的階段就恢復原狀，同時避免再度為了同樣的事情發生衝突，有必要改變彼此的關係。

矛盾型反應的根本，是渴求愛的心情。如果感覺到愛不充足，就會覺得自己沒有被珍惜、只有自己覺得痛苦的不幸感覺，憤怒便產生了。

正因為如此，當我們遇到矛盾型反應時，不要指出矛盾點，也不要責備，就只要溫柔的對待。也許他會拒絕你、用很傷人的話回應你，但是你要不為所動，用堅定的大愛去包容對方。

剛才說到的夫妻案例也是，繪美子表達她不變的愛，對輕視了丈夫的心情表達歉意，琢磨也恢復了坦白的心情，兩人的關係便得以修復。過得比以前還要幸福。

自戀轉移的效用

其實，在抑制人際過敏上還有一個一定要記得的機制，那就是自戀轉移。

就如我們說過許多次的，免疫就是排除非自我的東西的一種機制。也就是說如果能認同為自我，就能免除被當作異物排除，也能抑制住過敏反應。

自戀轉移有兩種模式。「鏡像轉移」是藉由把對方看成像自己的雙胞胎，而「理想化轉移」則是藉由把對方當作自己的理想形象來崇拜，認同對方。理想化轉移也會發生逆轉移。自己將對方理想化並且崇拜，用理想化來回應這個比任何人都理解自己價值的人。

對小時候在「自我愛」沒有被充分滿足下長大的人來說，透過自戀轉移來獻出尊敬、讚賞或侍奉，是最高級的滿足也是力量的泉源。自戀型人格障礙的人會需要愛人，就是因為這樣的心理機制，從愛人身上得到最大限度的讚美或支持時，就能發揮出他最大的能力。

愛人成為妻子，尊敬或讚賞疲乏之後，理想化轉移的魔力逐漸消失，就像大夢初醒般，回到一個普通人。透過自戀轉移的認同抑制住的免疫反應開始蠢蠢欲動，發現彼此也只是自私不體貼的異物，就會產生激烈的人際過敏症。

反言之，若要跟這種類型的人維持關係，就永遠不能怠於讚賞與侍奉。用科學方法證明了依附的存在與意義的心理學家哈利．哈洛與他的夥伴們的故事，可以說就是這件事的最好證明。

【當讚賞的鏡子消失時】

哈洛最初的妻子克拉拉，是威斯康辛大學心理學系研究所的學生。以新任教授身分來到此的便是哈洛。

克拉拉不只美麗且擅長社交，還有過人的才能，從五歲開始就愛讀威廉·布萊克的詩，稍長後甚至可以代替上高中的姊姊解決代數的功課。

哈洛很快對頭腦轉得快，充滿幽默感，能以知性的對話與人激烈論戰的這位才女著迷。克拉拉也愛上了這個在社會性上有些許不中用，但卻洋溢著才氣與熱情的新任教授，兩人不久後便結婚了。

然而那卻逼迫克拉拉做出很大的犧牲。當時的威斯康辛大學有不可以雇用近親的規定。也就是說，即使克拉拉從研究所畢業，也不能在丈夫的研究室任職。結果克拉拉便決定放棄自己的事業。

開始在百貨公司的衣料部門當銷售員的克拉拉，也在此發揮了她天生的高能力。僅僅半年的時間，她就晉升為服裝部的採購主任。然而，克拉拉也有不擅長的事情，那就是單調乏味的家事。

當時哈洛因為沒有獲得滿意的研究設施與費用，正在煩惱無法進行他想做的老鼠實驗。那天，哈洛說出自己的不滿。妻子看不下去說出的一句話，開拓了丈夫的命運。克拉拉說，那調查一下附近動物園的猩猩如何？這麼想來，這使哈洛的一切研究得以開始，克拉拉真是最理解丈夫的人，也可以說是他的幸運女神。

可是就在哈洛沉迷於自己的研究時，克拉拉的心產生了變化，那是在他們的第二個兒子出生時。以哈洛的角度來看，他的研究漸入佳境，他希望一切以研究為優先。但另一方面，克拉拉原本就對家庭方面的事情感到棘手，自己也很想研究、很想工作，丈夫卻把家事跟小孩的教育都推給她，於是越來越不滿。

克拉拉對自私的丈夫終於失去興趣，哈洛也開始覺得妻子不愛自己。兩人幾乎不交談，哈洛也不回家吃晚飯，幾乎都在研究室生活。

十四年的婚姻生活終於來到盡頭。兩人賣掉了曾經幸福生活過的湖畔之家，財產只剩一半。

但是兩人都無法忍受這樣的孤獨生活。特別是哈洛，光是投入在工作中也無法排遣寂寞，離婚後的男性常有的就是沉溺於酒精中。在大學內也被孤立，諷刺的是他性格變得更頑固。孤獨是比任何困難都可以威脅到身心健康的事。對哈洛來說，他需要一個能理解自己、與自己有共同夢想，並支持自己實現夢想的伴侶。

他很快的找到一個合適的女性。不，應該是早就在他的掌握之中。那就是在他的研究團隊擔任助手、三十歲的瑪格麗特·基尼。瑪格麗特是擁有心理學博士學位的才女，而且長得很美麗，但是對追求她的男性都很冷淡的拒絕。她在尋找跟自己相配的知性男性，她很尊敬哈洛，兩人互相吸引可以說是必然的事。

但是這次同樣的困難也降臨到這對夫妻身上。大學的規定就是不能僱用親人。因此兩人瞞過學校的耳目跑到別州悄悄地舉行結婚典禮，但是大學當局很快的掌握到兩人的關係，結果是瑪格麗特與克拉拉一樣，不得不辭去大學的工作。

雖然如此，哈洛並未重蹈覆轍。他將瑪格麗特以私人助理的身分留在研究室裡。不領取校方的薪水，是非正式的職位，學校也就沒有說什麼。

擁有博士學位，也是優秀的研究者瑪格麗特，在哈洛擔任編輯委員的心理學專門雜誌中擔任編輯。她是一個很嚴格的編輯，就算對方是哈洛也會毫不客氣的提出要求。

瑪格麗特很有能力，但是她有對自己的論點絕不妥協的尖銳之處。這一點跟克拉拉是很鮮明的對比，對哈洛而言是不如預期的一面。她對任何人說話都很嚴厲，因此在研究室內被大家當成「冷酷阿姨」敬而遠之。對哈洛來說，也不是一個在一起能夠放鬆心情的對象。也因此哈洛在再婚之後，飲酒量從未減少。

瑪格麗特就像是為研究而生的女人，對做菜或洗衣服等家事感到棘手的程度比克拉拉還嚴重。家裡亂七八糟，灰塵滿布。有了兩個小孩之後更是忙得不可開交。哈洛為了不再重複同樣的失敗，也有稍微幫忙帶小孩，但是逃到研究室的情況也很多。

只是，與克拉拉的情況決定性的不同點在於，瑪格麗特身為研究者能理解丈夫研究的重要性，自己也承擔了他研究的左右手，兩人在最重要的部分有共同的價值觀。缺乏對奢侈或物質的慾望，對穿著或美食、享受社交也都沒有興趣。兩人完全是一對相似的夫妻。使哈洛名聲不朽的一連串有關依附的研究，就是在跟瑪格麗特一起生活的日子裡進行的。

瑪格麗特自己雖然也有重大的障礙，但是她也以研究者身分逐漸復活。她被認可為一位優秀的研究者，得到其他大學的職位邀約。然而她逐漸被病魔侵蝕。她罹患了乳癌。二十一年的婚姻生活因為瑪格麗特的死而落幕。那是在她被威斯康辛大學教育心理學系邀請擔任教授之後不久的事。瑪格麗特享年五十二歲，哈洛已經六十五歲了。

從瑪格麗特在病中奮鬥時，哈洛就為憂鬱症而苦，也住院接受治療。哈洛擁有強迫性格，一定得經常對著很高的目標持續努力，就算是得到美國國家科學獎的榮譽那一瞬間，他也煩惱著自己將來是不是就走下坡了。他絕對是一個無法悠閒享受人生的人。

失去瑪格麗特的哈洛無法忍受孤獨，於是他想到已經分手的第一任妻子克拉拉。

正好在此時，克拉拉的第二次再婚也以淒慘的失敗告終。瑪格麗特死後八個月，兩人便再婚了。哈洛六十六歲，克拉拉六十二歲。哈洛在去世前的十年，兩人再度有了共同的人生。

從第一次的失敗中學習到的克拉拉，好好的記住了教訓。她參加了丈夫的研究，也主動負擔了全集的編輯，想與丈夫有共同的關注。

哈洛也為了不要再犯同樣的失敗，非常珍惜與克拉拉在一起的日子。他們決定離開長年住慣了的威斯康辛州，搬到亞利桑納州的新天地，也是為了克拉拉。從冬天嚴寒的威斯康辛州搬到多是晴天常夏的亞利桑納州去，結果哈洛的憂鬱症也痊癒了，得到了幸福的晚年生活。

透過脫敏作用來克服

克服過敏有一種廣為人知的做法是脫敏療法。漸次注射少許抗原，或是吃下抗原，以誘導對抗原產生脫敏作用（不再發生抗原的異物認知，脫離過敏狀態）的方法。這是對花粉過敏實行的一種療法。

此外，其他的過敏也以漸次少量經口攝取的方式，削弱異物的認知，使過敏不再發生。古時候的智慧中，據說漆器工匠會用每次舔少許漆的方式讓自己不再起漆疹。因為消化器官負擔的任務是吸收食物這種異物，所以對異物的檢查比皮膚寬鬆。

人際過敏也一樣可以用誘導的方式脫敏化。人類基本上就是能夠習慣任何東西的生物。只是，必須遵守以少量一點一滴很有毅力的慢慢習慣為原則。如果太過焦急於結果，會引起激烈的拒絕反應，反而會使過敏增強，失去克服的意志力。

有人際過敏的人，也有在與人來往工作當中慢慢克服的案例。如果全部都是不愉快體驗，就不會發生這樣的奇蹟。一個人要體驗到自身被接納，並治癒心理的傷痕，就必須與人交往。例如，侍奉他人、幫助他人、照顧他人的工作就是如此。

只在歡樂的場所與他人來往的方法也很有效。如此一來，就不會覺得煩也不會受到傷害。可以避開親密的深交，跟喝茶的朋友或有同樣愛好的人交往也可以慢慢克服。

時機很重要。有時候也要看情況，也有不要勉強與人來往，必須暫時隱居比較好的時期。時機成熟，時間點到的時候，與人來往就變得不是那麼痛苦了。

這樣的情況，我們以曾提到的詩人萩原朔太郎為案例，介紹他是如何脫離人際過敏症的。

良好習慣的力量

【萩原朔太郎的改變】

朔太郎在三十三歲時結婚，後來生了兩個女兒，但是十年後他的婚姻生活就破裂了。隔年他的父親又去世，痛苦的事情持續不斷，他的飲酒量增加，生活頹靡。

那時候支持他的，是比任何人都尊敬、比任何人都愛他的妹妹阿雪。

多虧有她幫忙處理生活大小事，朔太郎才逐漸找回生活節奏，慢慢度過困境，得以再度對創作或雜誌的工作付出努力，在四十五歲到五十歲初頭之間，是他最忙碌也是全盛的時期。

「但是我的孤獨習性到最近變得明朗起來。第一是我的身體比以前好，神經也變得比以往稍微堅強些。青年時代，嚴重折磨著我的神經質或強迫症，隨著年歲的增長逐漸變弱了。現在即使出席一些人數眾多的聚會，也很少再為那些想打人、想貶損他人的強迫性衝動苦惱了。因此我與他人的來往變得輕鬆很多，也能夠帶著開朗的心情與人談笑。而一般來說生活上的心情寬裕了就會覺得輕鬆了。然而相對的，我的詩也隨著年齡變得拙劣了。總之我逐漸變成了一個凡夫俗子。這對我而言，不知道是該慨嘆還是該祝福，我也不明白。

除此之外最近家庭的狀況也有了變化。我在數年前與妻子分離，同時也失去了父親。雖然留下了孩子與母親，但總之我的生活比起過去更加得以自由伸展。至少我在家庭上一些煩人的事，還有過去一直不曾停止的煩躁舊心情都一掃而空。現在嶄新的我，變得開朗起來甚至希望能進一步跟朋友們聚會。與來訪的客人說話，也不再像過去那樣痛苦，有時候我反而歡迎。」（《關於我的孤獨癖》）。

令人驚訝的是，對朔太郎來說曾經是那麼痛苦的交際，甚至可以讓他感覺到是「休息」。

「因為只有與人交談的時間，可以什麼都不用想，非常輕鬆愉快。」

朔太郎是如何克服因為人際過敏造成的孤獨癖的呢？

「跟菸草或酒一樣，我想交際也是一種『習慣』。還沒有養成習慣之前，是討厭又煩人的事情，但是一旦養成習慣以後，就變成沒有它就無法活下去的日常生活必需品了。最近我也好像慢慢習慣了，比較少與人見面的日子，甚至會覺得有點寂寞。就如同菸草並非人生之必要，交際也並非人生之必要。但是就像對許多人來說菸草是習慣的必需品一樣，交際也是一種習慣性的必須事項。」

朔太郎是利用了習慣的力量。也就是用他自身的例子證明，要利用脫敏作用來克服過敏症是可以辦到的。

「總之，最近我漸漸的治療好自己的孤獨癖了。然後在心理上、生理上，漸漸恢復了一般人的健康。密涅瓦的貓頭鷹已經要飛出陰暗的洞窟，終能飛入白晝。我很開心做著這個希望之夢。」

這是正要迎接五十歲時的朔太郎的心境。他在那之後過著非常多產且精力充沛的日子。

人，會改變

人絕對不會一直不變。在漫長的歲月間，人會慢慢改變。人會學習，也會自行修正。身上有毒的人，不但可以把那個毒變成無害的東西，甚至還能把它變成難得的營養素。

在對食物過敏的情況中，即使是同樣的食物，只要經過發酵處理，就會使它不再引發過敏。對小麥或大豆有強烈過敏的小孩子，也不會對用小麥與大豆經過發酵後做出來的醬油引起過敏，就是因為這樣。

人際過敏也是，有的人會因為年齡的增長或成熟而失去抗原性，便不再引發人際過敏。曾經厭惡的人，當他年老衰弱之後，過去的恨就消失了，反而會覺得很可愛。抗原性會變化，透過無毒化的發生，過敏反應也會消失無蹤。

甚至有已經一般化的人際過敏者也是，因為年齡的增長與成熟，慢慢克服人際過敏的案例也不少。

最近我聽說一個很令人開心的消息。

那是一個朋友的近況。

年輕時他曾數度自殺未遂，走在自我毀滅的人生道路上，他在將近四十歲時才終於穩定下來，目前正開心的沉浸在教導年輕人的工作中。然而他曾經頑強的抗拒擁有自己的孩子。也因此，曾經多次讓關心他、愛他想要擁有他的孩子的女性傷心的離開他。雖然他抗拒當父親，他卻似乎想要讓年輕人像仰慕父親一樣仰慕他，好像這樣才能填補他自己人生的缺憾。

而這樣的他據說已經有了孩子。年齡到了六十歲，或許他終於克服了自己內心的人際過敏症吧。

我衷心地獻上祝福。

結語

相信有許多人覺得這個世界很冷漠，人際關係越來越難了吧。因為壓力造成心病的人不少，但大部分壓力是來自於人際關係。而且，狀況會變得嚴重不只是因為與不相關的他人之間的關係，就連夫婦或親子關係都很危險，變成可能妨礙你前進的原因。

若在許久以前，就如同「不打不相識」的格言一樣，些許摩擦會是加深信賴關係的契機。但是到了最近，這種田園式的格言已經不管用了，只因一次的失和就使關係終止的事情並不少見。一旦關係開始緊張，就變得很難修復。

隨著感情的破壞，我們注意到的是這世界失去了溫柔與寬容，變得容易有潔癖且頑固、極端。堅持自己的想法，對違反自己期待或規則的事情感覺到強烈的焦躁，對於不符合自己期待或規則的人展開過度的攻擊。會虐待不符自己期望的孩子也是，攻擊自己看成異物的人也是，心底深處的情感有著同樣的病理。

此處的共同點就是不接受除了自己以外的東西，毫不留情地排除，以便保護自己。不是自己的東西就等同於異物，對異物過度的拒絕與排除，沒有別的，就是本書所描述的人際過敏症，但是擴大開來就不只是與他人之間的關係，甚至夫婦或親子關係都會變得很不融洽，只要有一點與期待不同，就拒絕或攻擊的心理，正在逼迫著我們。

很明顯的，把異物當成「惡者」加以排除並不是根本解決辦法。被當成異物的「惡者」並不是問題所在，被過度當成異物，當成「惡者」企圖排除的人際過敏才是問題所在。

一般討論幾乎都聚焦在什麼是「惡者」上。我們日常生活中關心的也大多是誰是「惡者」，並且往往始終責難於他。然而真正的問題其實是在把所有的責任都推到「惡者」身上，並且企圖攻擊、排除的做法。

現在平均壽命延長，物質上我們也應該享受著便利富足的生活，但是我們卻不能說自己變得幸福了。為了追求自我，只要阻礙我們的東西都要加以排除，以得到自我，即使感覺很舒適，也只是孤獨空虛的生活而已。對生存本身感到痛苦而沒有喜悅的人正在增加。既生為人又對人類有抗拒反應，不就是使我們不幸又活得痛苦的根本原因嗎？我們發現，那是由於人際過敏，使應該要保護我們的依附情感機制功能不完全所造成的。

我希望在本書中提出的觀點，對理解我們現代人擁有的問題有所幫助，希望能夠找到一點解決根本問題的線索。

岡田尊司

Issue 036

人際過敏症

作者—岡田尊司
譯者—張婷婷
主編—李筱婷
企劃—林進韋
封面設計—兒日設計

總編輯—胡金倫
董事長—趙政岷
出版者—時報文化出版企業股份有限公司
108019台北市和平西路三段二四〇號四樓
發行專線—（〇二）二三〇六—六八四二
讀者服務專線—〇八〇〇—二三一—七〇五
（〇二）二三〇四—七一〇三
讀者服務傳真—（〇二）二三〇四—六八五八
郵撥—一九三四四七二四時報文化出版公司
信箱—10899臺北華江橋郵局第九九信箱
時報悅讀網—http://www.readingtimes.com.tw
時報出版愛讀者—http://www.facebook.com/readingtimes.fans
法律顧問—理律法律事務所 陳長文律師、李念祖律師
印刷—勁達印刷有限公司
初版一刷—二〇一六年十月七日
二版一刷—二〇二一年八月二十日
二版二刷—二〇二二年九月二十日
定價—新台幣三二〇元

時報文化出版公司成立於一九七五年，
並於一九九九年股票上櫃公開發行，於二〇〇八年脫離中時集團非屬旺中，
以「尊重智慧與創意的文化事業」為信念。

NINGEN ALLERGY NAZE "ANOHITO" WO KIRAI NI NARUNOKA
By TAKASHI OKADA

ISBN 978-957-13-9319-3
Printed in Taiwan

人際過敏症/岡田尊司著；張婷婷譯. -- 二版. -- 臺北市：
時報文化出版企業股份有限公司, 2021.08
面；　公分. -- (Issue ; 36)
譯自：人間アレルギー：なぜ「あの人」を嫌いになるのか

ISBN 978-957-13-9319-3(平裝)

1.精神疾病

415.994　　110013040